心理咨询与治疗100个关键点译丛

中央财经大学应用心理专硕（MAP）专业建设成果

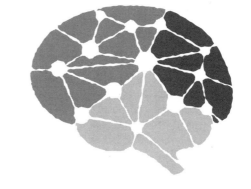

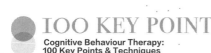

100 KEY POINTS

Cognitive Behaviour Therapy:
100 Key Points & Techniques

U0387634

认知行为治疗
100个关键点与技巧

（原著第三版）

（英）迈克尔·尼南（Michael Neenan） 著
（英）温迪·德莱顿（Windy Dryden）

孙 铃 等译

全国百佳图书出版单位

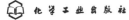

化学工业出版社

·北 京·

北京市版权局著作权合同登记号：01-2022-3883

图书在版编目 (CIP) 数据

认知行为治疗：100 个关键点与技巧 / （英）迈克尔·尼南（Michael Neenan），（英）温迪·德莱顿（Windy Dryden）著；孙铃等译 .—北京：化学工业出版社，2023.1

（心理咨询与治疗 100 个关键点译丛）

书名原文：Cognitive Behaviour Therapy：100 Key Points & Techniques

ISBN 978-7-122-42467-9

Ⅰ.①认… Ⅱ.①迈… ②温… ③孙… Ⅲ.①认知 – 行为疗法 Ⅳ.① R749.055

中国版本图书馆 CIP 数据核字（2017）第 157549 号

责任编辑：赵玉欣　王　越
责任校对：田睿涵
装帧设计：关　飞

出版发行：化学工业出版社
　　　　　（北京市东城区青年湖南街 13 号　邮政编码 100011）
印　　装：大厂聚鑫印刷有限责任公司
710mm×1000mm　1/16　印张 15¾　字数 214 千字
2023 年 5 月北京第 1 版第 1 次印刷

购书咨询：010-64518888
售后服务：010-64518899
网　　址：http://www.cip.com.cn
凡购买本书，如有缺损质量问题，本社销售中心负责调换。

定　　价：59.80 元　　　　　　　　版权所有　违者必究

《认知行为治疗：100 个关键点与技巧》用 100 个关键点干净利落地介绍了心理治疗领域中非常流行的、以证据为基础的认知行为治疗（cognitive behaviour therapy, CBT）方法的 100 个主要特征。

在最近的几十年里，认知行为治疗的应用领域和适用人群不断拓展，广泛应用于治疗焦虑障碍、药物滥用以及进食障碍等多种心理问题，适用人群也非常广泛，儿童、青少年和老年人群都可以接受认知行为治疗。本书的第三版对认知行为治疗的理论和实践内容做了更新和拓展，新加入了关于督导的关键点。本书的内容划分成了几个部分，涵盖的主题包括：

● 对认知行为治疗的误解；

● 传授认知模型；

● 评估 → 个案概念化 → 治疗计划；

● 觉察和应对自动化消极思维；

● 家庭作业（治疗阶段之间布置的任务）；

● 实施行为实验；

● 揭示和重构中间信念和核心信念；

内容简介

- 复发管理；

- 阻抗；

- 督导；

- 认知行为治疗的第三浪潮。

这本书简洁、实用，是心理咨询师的必备指南，无论是对正在接受培训的"准心理咨询师"还是已经执业的心理咨询师，本书所提供的 100 个关键点都会提供助益。

迈克尔·尼南是英国布莱克斯压力管理和教练中心的副主任，英国行为与认知心理治疗学会认证的认知行为治疗师。他撰写和编辑了超过 25 本图书。

温迪·德莱顿是伦敦大学戈德史密斯学院心理治疗研究领域的教授，是理性情绪行为疗法的国际权威。他从事心理治疗工作超过 45 年，撰写和编辑了 230 多本图书。

前言

认知行为治疗是一个涵盖内容广泛的术语，包含多种治疗方法，诸如理性情绪行为疗法、问题解决训练、认知治疗、接纳承诺疗法、辩证行为治疗以及以正念为基础的认知治疗。虽然这些治疗方法"所强调的认知和行为原则与技术各有不同，但是无论强调的是行为还是认知原则，治疗师的目标是用更适应的行为、情绪和认知来取代不适应的行为、情绪和认知"(Craske, 2017: 5-6)。在认知行为治疗领域，最主流的治疗模式是认知治疗，该疗法是由美国心理学家艾伦·T.贝克（Aaron T. Beck）建立的，贝克20世纪60年代在宾夕法尼亚大学工作。他在费城的研究所的名字已经由认知治疗改成了认知行为治疗，这表明"认知治疗常常在认知行为治疗的标签下被讨论"（Beck and Dozois, 2011）。本书将重点介绍贝克的理论。

贝克的治疗方法最初是用来研究和治疗抑郁症的（Beck et al., 1979），但是在最近30年中被广泛应用于焦虑障碍（Clark and Beck, 2010）、抑郁和焦虑（Burns, 2020）、药物滥用（Beck et al., 1993）、人格障碍（Davidson, 2008）、精神疾病（Morrison, 2001）、双相情感障碍（Newman et al., 2002）、慢性内科疾病（White, 2001）、进食障碍（Fairburn, 2008）、儿童青少年和家庭问题（Fuggle et al., 2013），以及老年人问题（James, 2010），并已被改编应用于训练，以帮助个人和职业发展（Neenan, 2018a）。虽然认知行为治疗的应用日益增多，看起来有些复杂，但是情绪障碍的认知理论和治疗基础可以用"一句简单的陈述来概括：'你思考的方式影响着你体验情绪的方式。'"（Clark and Beck, 2010: 31）。贝克(Beck, 2019:19)报告，"2015年的一项全球调查表明，认知行为治疗是世界上使用最广泛的治疗形式"。

认知行为治疗非常认同科学的实证研究，也就是说，会寻求科学证据来支持认知行为治疗理论以及检验治疗的有效性，从而建立了"最坚实和广泛的疗效证据

（它在研究试验中很有效）和效果（在日常临床实践中有效）"(Kennerley et al.,
2017: 20; Dobson et al., 2018)。科学的实证主义不仅仅是一种方法，也是一种思
维模式——如果没有获得实证研究证据的支持，即便是认知行为治疗的核心原则也
可以放弃。治疗师被鼓励成为具有科学家素质的从业者，依赖研究证据并且要检验
自己的治疗效果；来访者也被鼓励采取经验验证的立场，把他们出现问题的想法和
信念当作研究对象，拿到现实生活中检验，以便建立更正确且有益的观点。

其他理论取向的治疗师会认为有关人类行为和改变的知识来源于很多领域（例
如，哲学、文学、灵性传统），而不仅仅是科学；科学的方法并不能回答有关人类
情况的所有问题。在我们的经验中，并不是所有的认知行为治疗师都会称自己是"严
格的实证主义者"，仅仅依靠研究数据来指导自己的临床工作（我们自己也属于这
种情况）。例如，一些来访者需要结合临床和文学 / 音乐 / 诗歌的洞察力来了解他们
的问题。对这些来访者来说，一首诗、一本小说、一本自传或者某个作曲家的音乐，
以一种临床描述无法比拟的方式，捕捉到他们痛苦以及复杂的情感，并为他们指明
康复的道路。这种非临床的部分是他们获得成功结果的关键因素（Johnson, 2018;
Osborne-Crowley, 2019）

自 2008 年以来，随着英国国家医疗服务体系（NHS）中心理治疗服务 (IAPT)
的改善，其提供的认知行为治疗服务在英国迅速增加。要成为一个 IAPT 服务提供商，
治疗必须 (Layard and Clark, 2014)：

● 以证据为基础，并得到国家健康和护理卓越研究所 (NICE) 的推荐，NICE
是一个独立机构，为 NHS 使用何种治疗提供指导。

● 评估后，分配来访者进行低强度或高强度治疗（见下文）；如果低强度治疗
被证明无效，一些病人会被转移到高强度治疗，采用阶梯护理。

● 聘用经过充分培训的治疗师，提供相关的心理治疗。

● 在每次会谈中衡量来访者的成果。

● 由有能力的督导师每周对治疗师进行督导。

认知行为治疗高强度干预，即标准认知行为治疗，就是本书中所介绍的方法，适用于问题较为严重的来访者；另一种是低强度的干预，适用于有轻微到中度心理问题的来访者。这些低强度的干预方法包括治疗师支持下的自我管理，例如，来访者使用自助手册或者使用计算机化的认知行为治疗程序。疗程通常比较短，可以采用面谈、电话、电子邮件、线上视频软件或者小组的形式。NICE 将认知行为治疗推荐为心理障碍的首选治疗方案。《心理健康五年展望》(建立在以往成就的基础上)"承诺 NHS 进一步扩大心理健康咨询服务范围，到 2021 年达到每年服务 150 万人"(David M. Clark, 2018，Clark 是心理健康咨询服务的先驱之一)。

在这本书中，我们详细阐述了认知行为治疗的 100 个关键点与技巧。每个关键点的篇幅不同。这 100 个关键点与技巧涵盖了认知行为治疗理论和实践的全部内容，并且还分析了对这种方法的误解。这本书适合于接受认知行为治疗培训的学习者、已经获得治疗资质的治疗师，以及其他对这一技术感兴趣的咨询师，他们可以通过这本书熟悉认知行为治疗这一当前主流的心理治疗技术。我们也希望这本书能有更为广泛的读者群。

迈克尔·尼南　温迪·德莱顿

目录

Part 3

第三部分
认知行为治疗实践

开始

检测自动化消极思维的方法

Part 3

第三部分
认知行为治疗实践

审视和应对自动化消极思维

家庭作业

确定潜在假设 / 原则的方法

Part 3

第三部分
认知行为治疗实践

修正潜在假设 / 原则

揭示核心信念

发展和强化新的或现存的核心信念

Part 3

第三部分
认知行为治疗实践

047————

100 KEY POINTS

认知行为治疗：100 个关键点与技巧

**Cognitive Behaviour Therapy:
100 Key Points & Techniques**

Part 1

第一部分

认知行为
治疗理论

1

不是事件本身而是我们附加在这些事件上的意义决定了我们的感受

"认知'行为'治疗理论最核心的观点在于，人的心理不是被动地接纳对环境和生理的感知及其产生的影响，而是个体主动参与建构自己所处的现实"（Clark，1995：156）。为了理解一个人对生活中特定事件的情绪反应，我们需要找出他赋予这些事件的意义，即他对现实的主观建构。例如，一个人的妻子离开了他，他觉得自己再也高兴不起来了，无法面对自己，继而陷入抑郁；另一个人的妻子也离开了他，他感到如释重负，因为他觉得自己从一段"令人窒息的婚姻"中解脱出来了；第三个人感到愧疚，因为他觉得是自己的行为不够好，导致了妻子的离去。这三个人遇到了同样的事件，但是有不同的情绪反应，因为每一种情绪反应都受到了当事人对事件看法的影响，因此，为了改变我们对事件的感受，我们需要改变看待它们的方式。如果一个人对一件事有一系列的情绪，或者情绪随着事件短期或长期的发展而不断变化，同样地，要去寻找每一种情绪被赋予的意义（参见第 6 个关键点）。

认知行为治疗（cognitive behaviour therapy，CBT）的理论基石来源于古代斯多葛派(Stoic philosophers)(斯多葛派人士秉承禁欲主义,坚忍克己——译者注)哲学家埃皮克提图（Epictetus）、马库斯·奥利留斯（Marcus Aurelius）等关于心灵控制的观点，例如，我们的思想和观念是受自己控制的，然而，生活中遇到的很多事我们无法控制，因此，我们可以选择如何对这些事情做出反应。事件本身并不会引发或者支配我们的情绪反应，比如说，在经济不景气的时候失业了，这是你无法控制的，但是同时丧失了自尊，这是你对失业的评价（有关斯多葛哲学流派与认知行为治疗的关系的有趣讨论，参见 Robertson，2020）。

认知行为治疗并不是简单地把情绪问题看作个体头脑中的产物，而是认为，个体的一些无益的想法和观念会加剧不利事件（如遭遇入室盗窃）的影响（例如，"我在家里再也没有安全感了，在门窗上加多少锁都没有用"），这会妨碍其建设性地解决问题。认知行为治疗帮助来访者建立替代性的、更具适应性的观点来处理问题（例如，"客观地来说，我知道增加安全措施会提升我在家里的安全性，但是即便如此也不能确保我不再遭遇入室盗窃，我意识到了这一点并且接受，可是并不喜欢"）。

建立替代性的观点强调了认知行为治疗原则，即看待事情总是不止一种方式，无论这些事情多么令人不愉快。著名心理治疗家维克多·弗兰克尔（Viktor Frankl，1905–1997）（弗兰克尔是一位从纳粹大屠杀中生还的心理学家——译者注）观察到，即便是在恐怖到无以复加的奥斯维辛集中营，"人的每一样东西都可能被剥夺，除了一样：人类所拥有的最后的自由——选择对待任何既定环境的态度，选择自己的方式"（Frankl，1946 [1985]：86）。

在这里，对弗兰克尔观点的引用经常出现在认知行为治疗文献中，强调我们内心选择的自由，但是这种在纳粹集中营中的人生观并非毫无争议(也存在另一种观点)。例如，学者劳伦斯·兰格(Lawrence Langer，2014：xiv)坚持认为，"在幸存者的命运中，机会的作用远远大于选择的作用"；"他们忍受了被野蛮粗暴对待，这使他们错误地认为选择是一个内在问题，不受环境和机会的影响"(Langer，1991：xii)。从奥斯维辛集中营幸存下来的普里莫·列维(Primo Levi，1919–1987)说："我坚持认为没有一般的生存法则……运气占主导。"(Levi，1947 [1996]：180)

2

当我们经历情绪痛苦时信息加工变得无序

认知理论以信息加工模型为基础，"认为一个人在处于心理痛苦期时，他的想法会变得僵化、歪曲，他的判断会变得泛化、绝对，他关于自己和世界的基本信念也会变得固化"（Weishaar, 1996:188）。在未受干扰的正常心理状态下，一个人可能会检查验证自己对于事件的印象或评价，以获得清楚准确的信息。当情绪沮丧时，他通常会歪曲接收到的信息，在思考中加入消极的偏见，使思考刻板、泛化，例如，一个人没有收到朋友聚会的邀请，感到伤心，这是因为她把这件事情解释为自己是一个不受欢迎的人。她不去确认没有受到邀请的原因，也没有对这件事保持一个开放的态度，而是把关注点停留在自己不受欢迎，进而情绪低落。有时候，我们都会扭曲接收到的信息，从而陷入孤注一掷的思维或情绪化的推理（见下文）。

歪曲的想法是所有心理困扰的根源（Ledley et al., 2010）。这些歪曲通常源自一些更深层的不适应的观念，在遇到情绪困扰时，这些观念被激活了，例如，一个人在与对象分手后感到抑郁，他认为"我要孤独一生了"（宿命论），因为他认为自己缺乏吸引力[核心信念（core belief）]。情绪困扰背后的常见信息加工错误或偏见包括以下几点。

● 全或无思维: 用一种是或否的方式来看待情境和人, 例如, "你要么是可信的, 要么是不可信的。就这么简单"。

● 轻率下结论: 不经思考仓促作出判断, 例如, 一位来访者在第一次面谈之后

说："治疗对我没有帮助。"（她的问题由来已久）

● 确认偏误：寻找证据来证实现有的信念，忽视或质疑不成立的证据，例如，一位抑郁的来访者回顾自己的生活时说："我从来没有过任何真正的朋友，因为我太不讨人喜欢了。那些说自己是我朋友的人，他们只是在同情我或和我闹着玩儿。"正如舍莫 (Shermer, 2020: 317) 所言，"圣经中有一句谚语能够简洁地表达确认偏误——'寻找，你就会找到'"。

● 臆断：在没有相关证据的情况下推断他人的想法，例如，"我老板今天早上没有对我微笑，这意味着她对我的工作不满意"（她之前曾经称赞他的工作，但没有对他微笑）。

● 贴标签：给自己、他人或者整个世界贴上一个宽泛而且消极的标签，例如，"我不能像小组里的其他人那样很好地理解她说的话，这一定表明我很愚蠢"（他还做了臆断，推测小组中的其他人都理解了她说的话）。

● 情绪化推理：认为感受就是事实，例如，"我感到自己不能胜任，那么事实一定如此"（"不能胜任"是一种观念，并不是感受——参见第 48 个关键点）。

教来访者识别和纠正这些思维上的错误和偏见，有助于把他们的思维从反射性的（自动化的）转移到反映性的（深思熟虑的）信息处理，从而减缓其速度，以提高解决问题和决策能力。这种转变也被称为"元认知意识"（metacognitive awareness），即对思考的思考(顺便说一下,这是哲学上的定义)。在第一段的例子中，主人公发现，她的朋友邀请了她，但是"我妈妈忘了把这个消息告诉我。如果我不是这么伤心沮丧的话，我想我不会这么轻率地下结论"。如果她预计自己会出现在受邀名单当中却没有收到邀请，她需要跟朋友联系，问问原因。即使她的朋友故意没有邀请她，这也不意味着这位来访者是一个不讨人喜欢的人，而是说明她是一个承受不了关系破裂的人，需要学会适应这一令人难过的事实。

100 KEY POINTS

Cognitive Behaviour Therapy:
100 Key Points & Techniques

认知行为治疗中被称为"第三势力"疗法（见第100个关键点）的发展方向是使用元认知意识来改变一个人的关系，通过学习远离并接受这些令人不安的想法，从而减轻它们不愉快的影响，而不是通过与这些想法争论、避免或抑制这些想法来试图改变它们。

3

通过检查三个水平的思维来理解情绪障碍

这三个水平的思维分别是：自动化消极思维（negative automatic thoughts, NATs）、潜在假设／原则（underlying assumptions／rules），以及核心信念。

● 当一个人经历情绪痛苦（emotional distress）如抑郁、焦虑时，自动化消极思维在特定情境下会自动"跳入"他的脑海中。自动化消极思维貌似很有道理，并且挥之不去。自动化消极思维常常是来访者当时意识不到的，但是通过询问标准化的认知行为治疗问题，可以帮来访者迅速注意到这一点，例如："当你开会迟到的时候，在你脑海中闪过的念头是什么？"（来访者回答："我总是迟到。我无组织无纪律，懒散。我的同事会蔑视我。"）自动化消极思维有可能被外在的事件触发，也有可能被内在的事件触发（例如，感受到心脏跳动："我得心脏病了。天啊！我要死了！"）。自动化消极思维也可能表现为视觉意象，例如，一个人在朋友的婚礼上当伴郎却出现了失礼的情况，他看到自己"难堪得要死"的样子。来访者通常对于自己的感受觉察得更清楚，而没有意识到激发这种感受的想法（Beck, 2011）。自动化消极思维通常是临床研究的起点。替代自动化消极思维的不是自动化积极思维[因为它们都会被扭曲(例如，"一旦问题消失，它就不会再出现")]，而是基于理性和证据的思维，这种思维会提供对事件的现实和平衡的观点。

● 潜在的假设（例如，"如果我能影响别人，我就能取得成功"）和原则（例如，"我不能让别人失望"）指导行为，建立标准，并且提供了行事的原则。这些假设／原则通常是很不清晰的，来访者很难自己觉察到。我们可以通过来访者言谈中提及的"如果……那么"或"除非……"来辨识他们的潜在假设，通过"必须"和"应该"这样的表述来辨识原则。个体通过这些假设和原则来逃避正面面对其消极核心信念（negative core belief）（例如，"我不能胜任"）。这些假设和原则维持和强化了核心信念，因此，这些核心信念的"正确性"没有受到质疑。当行为偏离了应该有的样子、没有达到标准或者原则受到破坏的时候，个体感受到了威胁；"威胁"将消极核心信念从休眠状态中唤醒。贝克等（Beck et al., 1985）提出，非适应性假设通常集中在三个主要问题上：接纳（例如，"如果没有被爱，我就一无是处"）、胜任（例如，"我的价值在于我所能完成的事情"）和控制（例如，"我不能寻求帮助"）。假设和原则是超越情境的，它们是中间信念（intermediate beliefs），因为它们处在自动化消极思维和核心信念之间（Beck, 2011）。

● 核心信念［也被称作图式（schema）］是思维的第三个水平，也是最深的。消极核心信念是过度泛化的、绝对的（例如，"我没希望了"）。这些信念通常是在早期经验中形成的，一直沉睡，直到被相关的生活事件唤醒（例如，来访者认为自己胜任力不足，因为没有达到他所设定的高效、守时、自律的标准）。消极核心信念一旦被唤醒，就会以有偏见的方式来加工信息，强化与此信念一致的信息，忽略相反的信息（例如，"即使我大部分时间都准时到会了又有什么用呢？"）。核心信念可以是关于自己的（例如，"我不可爱"），关于他人的（例如，"我不能相信任何人"），或者关于世界的（例如，"所有事情都跟我作对"）。一旦情绪困扰过去了，消极核心信念就又休眠了或者回到潜

第一部分 认知行为治疗理论

伏状态，来访者重新展现出更积极的面貌（如果是有人格障碍的来访者，他们的消极核心信念可能会一直处于唤醒状态；参见 Davidson, 2008）。修改核心信念和图式"被认为能导致最普遍的改变，并最大程度地预防复发"(Beck and Dozois, 2011)。

这三个水平的思维是如何相互作用的呢？如果一个人因为考试没有得"A"而感到沮丧。他休眠的核心信念，即"我是个失败者"，会因为他没有达到自己所设置的要把每件事都做得最好的严苛原则而被唤醒，他的脑海里充满了自动化消极思维："我没脸待在大学里了。赶快逃走藏起来。整个学校的人都在嘲笑我。"有一点非常需要指出，并不是每一位来访者的问题都需要在这三个水平上进行诊断，尤其在是短期认知行为治疗中。然而，治疗师往往渴望超越自动化消极思维（"表面的东西"），"了解"这些更深层次的信念，因为他们认为这是 CBT 的"真正工作"。对他们来说，有必要了解"几乎所有支持 CBT(对大多数常见心理健康问题) 有效性的研究，都是聚焦于处理自动化消极思维或者功能失调的假设，而不是在核心信念层面开展咨询工作"(Westbrook, 2014: 20)，这可能会让他们清醒。道布森（Dobson and Dobson, 2009) 提出，如果来访者在一个比较长的时期内持续采用不同的思维和行事方式，消极核心信念很可能会逐渐改变，即使没有直接去纠正它们。

我们想以一个关于图式和核心信念的技术性注解作为这个关键点的结束。认知图式"是个体信息存储的有组织的结构，这些存储的信息涉及个体对于自己和他人、目标、预期和记忆的感知"（Beck and Dozois, 2011 ）。核心信念（例如，"我不够好"和"他人不可信"）代表了图式的内容。正如这些消极核心信念的例子所表明的，认知行为疗法关注不利于适应的认知图式，这些图式对于新的信息采用带有偏见的刻板的方式进行加工。一些认知行为疗法的学者认为，图式和核心信念这两个术语可以互换使用，因为"虽然图式是认知结构的核心，但是它们能够以观念的形式被表达出来"（Dobson, 2012: 82 ）。我们在这本书中也互换使用这两个术语。

4

想法、感受、行为、生理和环境是相互联结的

从认知理论的观点来看，揭示来访者赋予事件的意义（想法和观念）对于理解他们对事件所产生的情绪和行为反应是至关重要的。但是，认知行为疗法中所谈的认知不能被孤立地看待，而是要与行为、生理和情绪系统结合起来认识；并且这些系统与更广泛的背景，即个体所处的环境相互作用，例如居住在高犯罪率的社区、邻居很吵闹。每一个元素都可能影响其他元素，组成一个相互作用的循环。格林伯格和帕德斯基（Greenberger and Padesky, 2016）提出，理解个体生活经历的这五个方面如何相互联结有助于来访者更好地了解自己的问题。例如，一位来访者失去了工作（环境），认为自己没有价值（观念），感到抑郁（情绪），社交退缩（行为）并且抱怨始终有疲劳感（生理）。这些元素中的一个发生改变，如变得更愿意社交，会带动其他四个方面发生积极的变化：来访者寻找另一份工作（环境），重新看到自己的价值（观念），抑郁情绪有所减轻（情绪），并且感觉到重新获得了活力（生理）。

有时候，为了充分解决来访者的问题，会鼓励她生活环境中的他人（如她的伴侣）参与到治疗中来。文化信息也可能对来访者的问题产生不利影响，如时尚界推崇"零号身材"的思维模式（例如，"瘦是一切"），需要查明这些文化信息，因为它们与来访者的消极自我意象密切相关。

在认知行为治疗中，帮助来访者理解这一交互过程的常用"入口"是识别他在特定情境下的自动化消极思维，例如，"你知道在那个情境下（环境）你的什么样的想法（想法）使你感到战战兢兢（生理）和焦虑（情绪），以至于让你冲出房间（行为）吗？"教授这种交互的过程并没有削弱认知行为治疗的核心命题：人的变化过程的中心是认知的改变（Clark and Steer, 1996）。

5

对事件的情绪反应是一个连续体

认知行为治疗认为，对于生活事件的"正常"情绪反应和心理病理学上（想法、感受和行为方面的混乱）过度的极端情绪反应之间是一个连续体。维斯哈尔和贝克（Weishaur and Beck，1986：65）的解释如下：

> 各种病症（例如，焦虑障碍、抑郁）的认知成分的主题（例如，危险或丧失）与"正常"经历是一样的，但是这种认知是极端扭曲的，结果导致了情感和行为的扭曲。

例如，一个人回顾自己的生活，可能会因为错过了机会而感到伤心，但是他知道新的机会就在前方；但是，如果他把错过的机会看作生活的全部，他的伤心就会很强烈并且发展为持续的抑郁。至于生理反应（例如，心慌、出汗、发抖），一个得了心脏病（生理威胁）的人和一个害怕在他人面前出错（心理社会威胁）的人的感受是一样的。

贝克等人（Beck et al.，1979）把对于事件的正常的和过分夸大的情绪反应分别称为"成熟的"（灵活的）思维和"原始的"（绝对化的）思维。例如，当有人不喜欢你时，一个成熟的反应可能是"你不可能取悦所有人"，而一个原始的反应可能是"我完全不受欢迎"。向来访者解释对事件的情绪反应的这个连续体，能够帮助他们消除心理困扰中的一些偏见，使之正常化。这一正常化的过程帮助来访者在经历严重的情绪困扰时认识到他们不是"怪物"或者"唯一不正常的人"。如果合适的话，治疗师可以提供一些他们自己对事件的过度情绪反应的例子，以及他们如何通过检测和纠正他们的认知扭曲使自己回到正常的情绪反应范围（见第 2 个关键点）。

6

情绪障碍有特定的认知内容

　　情绪障碍（emotional disorder）有特定的认知内容或主题贯穿其中，这也被称作特定内容假设（content-specificity hypothesis）（Beck, 1976）。例如，抑郁情绪中的贬低或丧失，焦虑情绪中的危险或威胁，恐惧情绪中某个特定的危险情境，愤怒情绪中的违背，以及高兴情绪中的延展。这些主题与贝克提出的"个人领域"（personal domain）这个概念密切相关，也就是个人所看重的事情。"个体情绪反应或情绪困扰的性质取决于他是否认为事件增加、减少、威胁或者侵犯了他的领域"（Beck, 1976:56）。下面的例子解释了这一关系。

● 一个为自己在商业上的成功而感到骄傲的职场女性，当她的公司破产时，她变得抑郁,这是因为她认为"我的工作是我生活的全部。没有了公司,我一无是处"（减少）。

● 一个人感到焦虑，因为在他经历勃起障碍时他的性能力会受到嘲笑（威胁）。

● 一个人很高兴,因为她获得了晋升,迈上了职场生涯的一个重要台阶（延展）。

● 一个人享受生活中的宁静、平和，当他的新邻居播放的音乐非常吵闹时，他感到非常生气（侵犯）。

　　一个人在不同的情境下可能对同样的事件产生不同的情绪反应，这取决于跟事件相关的个人领域，例如，星期一早上火车晚点了，他感到焦虑，因为开会要迟到了，这损害了他守时的个人准则（威胁），而周二他可能会对于火车晚点感到愤怒，因为火车晚点意味着有更多的人会在这一站乘车，那么车上就更拥挤了，他的个人空间更小了（侵犯）。在 20 世纪 80 年代，特定内容假设获得了实证研究的支持（Weishaar，1996）。

7

对情绪困扰的认知易感性

易感性（vulnerability）可以被定义为一种"内生的（内在的）、稳定的、潜在的特征，会被突发的事件激活"（Clark and Beck, 2010: 102）。一个事件（例如，工作／学习表现获得了很差的评价）可能会触发某一个人的易感性，而另一个人却能安之若素。贝克（Beck, 1987）提出了两种患焦虑和抑郁风险比较高的广义人格类型：社会依赖型（sociotropy）和独立自主型（autonomy）。

社会依赖型人格非常看重亲密的人际关系，强调被他人爱和重视。而独立自主型人格追求个人独立、成就和自由选择。

（Clark and Steer, 1996: 81）

一个典型的社会依赖信念是"我必须被爱才能感到快乐"，而一个典型的独立自主信念是"我必须成功才有价值"（Beck, 1987）。如果感觉到亲密关系受到了威胁或者职业发展将遭遇挫折，就会感到焦虑；如果预期到的威胁或风险真的发生了，那么就会出现抑郁。贝克（Beck, 1987）提出，一个人特定的易感性（例如，认为一个人只有被爱才有价值）跟某个与其信念相关的重要生活事件（例如，她的男朋友离她而去）是互相匹配的，就好像一把钥匙开一把锁，打开了抑郁的大门；从学术上来讲，"认知理论本质上是一种压力特质理论（diathesis-stress model）"（Beck and Dozois，2011），特质是认知易感性（cognitive vulnerability）（不利于适应的信念），压力是触发这些信念的当前的负性生活事件（突发因素）。斯考特（Scott，2009）指出易感性有不同的程度，所以消极生活事件累积到一定数量，才会引发抑郁，例如，一个独立自主型的人，因为一系列重要的生活目标都没有达成，所以生病，变得依赖他人。

8

我们的想法和信念都是可知的

在外界刺激（例如，被批评了）和对它的情绪反应（例如，感到生气）中间是个体对于该事件的想法或信念。引出这些想法有助于来访者理解自己为什么对这件事会作出这样的反应。贝克称之为"窃听内在的交流"，他认为可以训练来访者"在各种情境下集中注意力自省（检视自己的想法）。这样他就能够观察到想法是如何在外界刺激和情绪反应之间建立联结的"（Beck，1976：27）。可以向来访者提这样的问题："当时你的脑海里想到了什么？"或者"在那种情境下你想了些什么？"，这样能帮助来访者把关注点从他原以为"导致"情绪的外界事件转向自己内心的想法。在上面的例子中，来访者能够发现导致自己生气的想法："他怎么敢批评我！我没有做错任何事。他真是个蠢货！"，这有助于来访者发现、检视和改变其产生情绪困扰的想法，这意味着来访者自己能够意识到这一过程（Beck，1976：3），而不是说这些想法是在他的意识之外的。终生的挑战是保持这种健康的心理意识——在解决问题和追求目标时保持开放的心态。俗话说，大脑就像降落伞一样，在打开的时候工作得最好。

有时候，并没有明显的外界刺激诱发了来访者的情绪反应，这种情况下，来访者需要寻找内在刺激，比如意象（例如，看到自己在听众面前结结巴巴）或者记忆（例如，被学校里的老师大骂），来理解为什么自己会出现这样意外的感受。

在第3个关键点中，我们介绍了理解情绪障碍的三个水平的认知（自动化消极思维、潜在假设/原则、核心信念）。这些不同的水平通常取决于它们能够被意识到的难易程度。表层的想法（自动化消极思维，NATs）通常处在意识的边缘，通过提问上面提到的那些问题，可以很容易把它带到来访者的意识当中。潜在假设／原则以及核心信念常常是难以说出来的，因此，不容易意识到。通过让来访者探究每一个自动化消极思维的内在含义（例如，"如果正如你所说你很爱哭，那么这对于你意味着什么呢？"），直至找出重要的原则（例如，"我应该一直很坚强"）或者核心信念（例如，"我很脆弱"），可以帮助来访者在自动化消极思维和潜在（中间的和核心的）信念之间建立连接。一层层剥开个人的想法，把原来内在的东西变成显而易见的（见第71和81个关键点）。

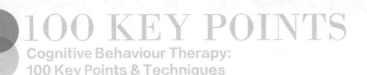
9

情绪困扰的产生

认知行为治疗并不认为仅仅有不恰当的想法就会导致情绪困扰（emotional disturbance），而是这种想法构成了产生困扰的整个过程的一部分。心理困扰受到除此之外的多重因素的影响，包括基因、环境、家庭、文化、人格以及发展因素。这些因素的交互作用形成了个体独特的有关自己、他人和世界的核心信念、假设和原则。这些预先存在的因素与相关的当前事件或压力源（预期的因素）相互作用，引发了情绪困扰。例如，一个人来自一个学业竞争气氛浓厚的家庭，他的父母说他永远也没法像他的哥哥们那么聪明，所以他就想尽办法向父母证明他们的论断是错的。当他没有像两个哥哥那样成功进入牛津大学读书，不得不去一个二流大学时，他的核心信念被激活了："我不够聪明。我的父母是对的：我是家里的傻瓜。"这导致他出现抑郁症状伴随社交退缩、酗酒、学业成绩下降，因此，只谈认知引起了情绪障碍而不考虑其他因素（例如，童年期被忽视、过分敏感的天性、缺乏社交）是一个误区：

> 我们认为抑郁和焦虑障碍的基本病理或功能失调存在于认知机制（cognitive apparatus）。但是，这并不意味着是认知导致了这些症状——就像我们不能说是幻觉导致了精神分裂一样。

（ Beck et al., 1985: 85 ）

　　"认知机制"是消极核心信念（例如，"我是令人讨厌的"）的催化机制，它会以一种扭曲的带有偏见的方式过滤与个人经历有关的信息（例如，"没人愿意跟我一起出去玩"），这样就进一步强化和巩固了这些核心信念，加剧了与之相联系的情绪困扰。认知行为治疗的主要焦点是维持来访者问题的因素，而不是与这些问题的获得和发展相关的因素。

10

情绪困扰的持续

认知行为治疗认为，当前的认知模式对于心理困扰的持续时间有着至关重要的影响（Clark，1995：158；在原文中被强调）。咨询师通过帮助来访者体验当下，来改变其现有的非适应性想法（maladaptive thoughts）（例如，"没有他我就高兴不起来"）、假设（例如，"如果他放弃了我，再也不会有其他人喜欢我了"），以及核心信念（例如，"我不讨人喜欢"），使其减轻情绪困扰。与来访者当前问题（如低自尊）有关的历史因素（例如，"受父母忽视、在学校被欺负、青春期严重的痤疮"）无法被改变，但是导致问题存在的当前的观念和行为是可以改变的。

很多治疗师喜欢采用历史的视角进行分析，因为历史因素能够帮助治疗师理解来访者的症状是如何发展出来的，他对这种情绪困扰的特殊易感性的本质是什么。来访者也可能会抱怨过去的经历导致了其现在的问题（例如，"我的父母总是跟我说我会嫁不出去。我变成现在这样都是他们的错"）。但是，治疗师要帮助来访者把注意力集中在当下，看看在哪些方面她还秉持着父母的这些破坏性的信息，并鼓励她关注下一步如何建立有益的补偿性的自我信息。虽然有些来访者可能认为，只有在童年起源（假定的根本原因）被发现并解决后，才能取得今天的进展，

······几十年来关于认知-行为、行为和人际治疗的研究表明，尽管这种追踪有时可以为当前问题提供一个有益的视角，但它很少是改进的必要因素。事实上，有效的治疗主要集中在此时此地。

(Arkowitz and Lilienfeld, 2017: 211)

用现在发展出来的新观点，可以从心理上重构过去，例如："我现在意识到，父亲在我 6 岁时的离开不是我的错——我母亲一直说是我把他赶出去了。她把婚姻的失败归咎于我。"

行为在情绪障碍的持续存在中起着重要作用，因为个体的行为支持了他们的不利于适应的信念——所作所为即所想。例如，抑郁的来访者认为自己很软弱，不能应对自己所面对的问题；他用一种"无助"的方式行事，跟在妻子后面询问自己该怎么做。行为的改变是指，让来访者摆脱自己的不利于适应的信念来行事，逐渐自己来决定如何建设性地安排自己的时间。通过改变他的行为，来访者逐渐意识到他的消极自我意象是抑郁的一部分，并不是自己的"本来面目"。总之，认知和行为改变同样重要（因此叫认知行为治疗）。

11

来访者成为个人科学家

这是指帮助来访者"学习如何成为自己思想的科学探索者——把想法当作需要去验证的假设而不是事实"（Beck and Dozois, 2011）。例如，一位抑郁的来访者，预期他的朋友中没有人会回复他的电话，因为他们都不再关心他了，他给六位朋友打了电话，其中三位回复了他，于是勉强承认其他三位可能有特殊的理由无法回电话给他（即便这三个人真的不关心他了，也只是证明他的预测一部分是正确的）。

认知行为治疗师想要给来访者传递的治疗场景是，两位科学家一起界定来访者的问题，建立解释以及检验假设，找到解决问题的方法（Blackburn and Davidson, 1995）。贝克等（Beck et al.,1979）把像两位科学家或者合作探索者一样一起工作称为"合作的经验研究"。来访者作为合作探索者参与到问题解决过程中，避免了专家和信徒这种关系的出现，治疗的成功来自这种合作的关系而不是治疗师；合作的工作方式还纠正了来访者的错误想法，即"治疗师的工作就是'修理我'"，因此他们在"修理"过程中表现得被动。

如果治疗师只想着验证她自己对于来访者问题的假设（例如，"这绝对是认同问题"）而来访者一直忽略与其消极信念不符合的证据（例如，"成功不值一提，失败才重要，因此，我是个失败者"），这种合作关系就很不科学。要建立和保持开放的心态，也就是说，来访者和治疗师要摒弃个人观点和偏见，在共同收集到的资料的基础上对话。

虽然这里的重点是经验主义——在现实生活中测试一个人的信念和假设，以收集证据来支持、修改或抛弃它们——但理性也被用来帮助来访者找到导致他们感到挫败的信念中的缺陷和瑕疵，以提高他们的批判性思维技能。通过推理和收集证据而获得的知识，有助于促进来访者实现目标。

100 KEY POINTS

认知行为治疗：100 个关键点与技巧

**Cognitive Behaviour Therapy:
100 Key Points & Techniques**

Part 2

第二部分

对认知行为
治疗的误解

12

只有聪明和善于表达的来访者才能从认知行为治疗中获益

　　理想状态下，接受认知行为治疗的来访者最好能够提供有关其自身问题的细节信息；填写基本情况调查表使咨询师能够了解他们的问题的严重程度；觉察他们的不利于适应的想法以及这些想法与情绪困扰的关系；通过填写表格来辨析情境、想法和情绪；运用推理和现实测验来挑战不具有适应性的想法；协商、实施和评价家庭作业；以及提供学习和治疗经验的反馈。乍一看，这些都是高智力投入的活动，只有非常聪明且善于表达的来访者才能从中受益。

　　但是，正如贝克等（Beck et al.,1979）所观察到的，无论是来访者还是治疗师都不需要具备高智商。重点是，治疗师要使认知行为治疗能够创造性地适应每一位来访者的智力和表达能力。治疗师有时会与知识诅咒（curse of knowledge）作斗争，也就是说，"难以想象其他人（来访者）不知道你（治疗师）所知道的东西" (Pinker, 2015：59)。第一步是找出你的来访者知道什么，比如他是否看到了他的想法和感受之间的联系（"什么？我不知道你是什么意思"），是否有其他人或情况让他有这样的感觉（"是"）。这些回答表明，如果治疗师想和来访者一起取得进展，治疗师需要动动脑筋。

　　对难以理解认知行为治疗信息的来访者，我可能会用我的手来展示想法和感受之间的联系：我的左手代表来访者当前的情况，我的右手是在该情况下表达的意思，比如，我把左手放在右手上面，然后让两只手都落在地面上，以此来代表愤怒或抑

第二部分　对认知行为治疗的误解

郁的情绪结果。这是一种生动的视觉展示方式，来说明想法和感受之间的联系，经常引起来访者的共鸣，他们最初专注于他们感受的外部原因，例如，"我一直认为右手（指着我的手）是我的兄弟在激怒我，这就是我生气的原因。也许他并不应该负全部的责任"。传达信息的另一种表达方式是，治疗师一边拍着自己的额头，一边说："不要认为你所想的每一件事都是对的！"(Westbrook, 2014:18) 经常这样有规律地轻拍，有时会被客户模仿："不要认为你想的每一件事都是对的，是这样吗？我开始理解了。"

其他有助于适应认知行为治疗的方法包括：避免使用行话（一些治疗师可能认为这使他们听起来很权威）；让沟通简洁明了；会面时间短一点；尽量减少文书工作（我们赞成这样做）；给来访者布置行为作业优先于认知作业，如果来访者发现内省没有帮助（"在这种疗法中要做的思考太多"），可以询问他行为方面的建设性改变是否对他的思维产生了积极的影响。最后，不要假设来访者知道你所知道的——要一直持续而不是断断续续地检查他们的想法和感受。这可能是解除知识诅咒的最重要的因素 (Pinker, 2015)。

认知行为治疗对于不同社会和教育背景的来访者都是有效的（Person et al, 1988），并且还被应用于治疗老年人（Laidlaw et al., 2003）、学习障碍人群（Kroese et al., 1977）、儿童和青少年（Stallard, 2002），以及成年男性犯罪者（Altrows, 2002）。

13

认知行为治疗不关注情绪

"认知"这个词给人一种印象，即认知行为治疗师只关注想法，不关心情绪。这种看法是不对的，因为情绪常常是治疗干预的起点——毕竟，来访者前来接受治疗都是从抱怨情绪困扰开始的，而不是谈论他们的想法。在治疗过程中，通过治疗师传授认知模型以及来访者练习填写日常想法记录表（daily thought record, DTR）（见附录2），想法和情绪才逐渐被联系在一起。布莱克本和戴维森（Blackburn and Davidson, 1995: 203）论述：

不考虑情绪，认知治疗就始终无法取得进展。如果来访者无法触及自己的痛苦情绪，他和治疗师就无法揭示出需要关注的消极想法。简单来说，如果不能首先揭示出相关的情绪反应，认知治疗就无法进行下去。

第一本认知治疗手册，即《抑郁的认知治疗》（*Cognitive Therapy of Depression*）（Beck et al., 1979），其中有一章叫"认知治疗中情绪的作用"，强调了治疗师"需要去共情来访者的痛苦情绪体验"（1979: 35）。如果在治疗中不考虑情绪，就意味着认知行为治疗的真正焦点是教会来访者建立更有逻辑的解决问题的思维方式；如果是这样的话，那么贝克1976年的书《认知治疗和情绪障碍》（*Cognitive Therapy and the Emotional Disorders*）就起错了名字，应该叫作"认知治疗和思维障碍"（*Cognitive Therapy and the Thinking Disorders*）。

在会谈过程中需要激活情绪，以获得来访者的"热"（受情绪控制的）认知，这样才能开始重建认知（改变想法和信念）。例如，一位来访者回忆起至今仍然让她感到深深内疚的一次经历，与丈夫的朋友发生了一夜情，她因为自己的所作所为觉得自己"坏透了"；帮助来访者区分她的行为和她本人（行为不能代表她的全部和她的整个一生）能够降低她的强烈的愧疚感。因此，"在治疗中重要的想法和信念是情绪化的——它们处理的是我们的情绪，而不是我们的智能"（Clark and Beck，2012：57）。

"如果来访者没有主动表达情绪的话，治疗师应该善于揭示情感（情绪）"（Dattilio and Padesky，1990：2）。情绪的变化（例如，"一直以来除了伤心你还有什么情绪？"）在认知行为治疗实践中至关重要——"认知治疗成功的部分判断标准是伤心、害怕之类的消极情绪反应减少，同时相伴随的积极情绪增加"（Clark，1995：160）。

认知行为治疗专家罗伯特·莱希（Robert Leahy）建议，可以将认知行为疗法扩展到他提出的情绪图式模型(emotional schema model, ESM),该模型专注于"个人如何感知、解释和回应他们的情绪和他人的情绪"(Leahy, 2019a：1；2019b)。ESM 更多地关注关于情绪的理论，而较少关注于思考的内容，例如，一个人认为她所经历的任何愉快的情绪都必须通过自残、饮酒和吸毒来消除，因为"我不被允许或没有权利拥有这样良好的感觉"。"这个模型强调情绪和……情绪图式（关于情绪的信念）将情绪体验置于治疗的中心"(Leahy, 2019a:2)。ESM 试图了解来访者如何形成了有关情绪的个人独有的反应模式（"当你的一生都被告知你很糟糕时，你自然地不会允许自己有任何良好的感觉"）；帮助他发展一种平衡的和富有同情心的情绪表达模式（例如在这种情况下正常的情绪体验）；并制订建设性的情绪调节策略，例如使用正念分离来处理他的强烈情绪感受，从而让他意识到他控制情绪的能力比自己想象中的更强（Leahy, 2019b）。

<u>14</u>

认知行为治疗本质上是一种积极思维

一些治疗师可能认为鼓励来访者积极思考会自动带来积极的感受，所以要用积极的肯定来填满你的大脑，例如，"如果我真的足够相信自己，那么好事就会降临在我身上"，然后你的情绪和自我形象就将开始改善。遗憾的是，研究表明，高自尊是努力在学校取得好成绩的结果，而不是取得好成绩的原因(Baumeister and Tierney, 2012)。因此，你找错了方向,可以这么说,想要提高自尊,得先把工作做好:"健康的自我赞许来自发现及运用自身的力量，以及掌握基本技能。这包括奉献精神和决心。有了这些投入，自然会获得自尊。"(Furnham, 2012) 从认知行为治疗的角度来看,通过执行以目标为导向的家庭作业任务,并在治疗后保持这些好的变化,能够将解决问题的新视角内化。

可惜，一些认知行为疗法的治疗师有时会陷入积极思考，正如我们从来访者的录音中所听到的那样。例如，如果你的伴侣离开了你，请不要担心，你很快就会找到另一个；如果你被你的经理批评了，就把它归结为她的心情不好。莱希（Leahy，2017）警告治疗师不要成为积极思考的啦啦队长。治疗师怎么会知道来访者很快能找到另一个伴侣，或者经理不是认真批评她的？来访者可能会对治疗师持续的乐观保证感到恼火。因此，认知行为疗法不是用积极的想法代替消极的想法。相反，它旨在"帮助个体将他们的认知评估从不健康和适应不良的评估转变为基于证据和适应性的评估"(Beck and Dozois, 2011)。这些新的评估形成于了解来访者为事件赋予的特殊意义，探索观察这些事件的替代观点，并采用实验来测试这些观点有效性的过程中。

例如，来访者抱怨说他的职业信誉受到了破坏，因为他有一次在很多听众面前表现得惊慌失措，治疗师如果只是说"每一个人都依然觉得你很棒，你的声誉还跟以前一样"并不能帮助来访者重建信心。相反，治疗师应该鼓励来访者去寻找跟他所认为的自己信誉受损的观念一致或者相反的证据，例如，"有些人跟我说，'停止吧'，以免再出现尴尬的场景"，也有些人说"我获得的反馈跟你没有表现出慌乱以前一样好"。基于这些证据，在一些人眼中他的信誉下降了，但是并不是每个人都是这么认为的，于是他决定继续公众演讲的生涯。

积极思维（例如，"我能得到我所想要的每一样东西"）不能跟积极态度（例如，"无论我的生活中发生多么糟糕的事情，我通常都能找到前行的办法，所以我不会特别担心最近的挫折"）相混淆：前一种观点是建立在盲目乐观的基础上，忽略了所有消极的事实（困局中的一线希望将不复存在）；而后一种观点是建立在准确评估的行为证据的基础上的，这些证据证明了一个人解决问题的能力。

<u>15</u>

认知行为治疗太简单了

存在这样的误解是因为人们会混淆"简单"和"过分简单化"的含义：直接不等于过分简单化。认知行为治疗不是过分简单化；它遵循简约原则或者说是遵循奥卡姆剃刀定律（Ockham's razor）——"如果不用复杂的概念就能把一件事情说清楚，那么简单的解释就是最好的解释"（Warburton, 2007: 107）。治疗师尝试遵循奥卡姆剃刀定律去寻找简单的而不是复杂的解释和解决方案（但是治疗师在分析来访者的问题时，有时候要小心谨慎地区分简单的解释和过分简单化的解释）。

例如，来访者抱怨老板布置了太多工作使她感到很生气（例如，"这很不公平！因为我第一个完成了自己的工作，我的高效反而得到了惩罚"）。来访者坚持认为老板的动机不良，主观地勾画出老板的心理状态，反复谈论公司文化，这些对于治疗师更进一步地理解并调节来访者的愤怒情绪并没有帮助。帮助来访者认识到在工作场合受到不公平的对待是难以避免的（在其他场合也一样），引导她关注老板的想法，这是帮助她消除愤怒情绪最直接的方法。如果在个案概念化中增加"进一步的复杂性"，这要基于从对问题持续的、共同的评估中得到的证据，而不是治疗师的另一个与自我相关的信念，即"深入"地进行问题调查意味着你有更好的技能和洞察力，而"对只停留在表面非常不满"。

贝克最喜欢的观察之一是："表面上的东西比眼睛看到的要多。"(Beck, 1963)他的意思是，可以把来访者自动化的想法表面化，来理解她对事件（例如，没有按时完成工作计划）的情绪反应（例如，焦虑），通过检查和纠正这些扭曲的想法来改善情绪，这样就是在表面问题的层面进行了成功的治疗（有关主要解决 NATs 有效性的 CBT 研究证据，请参见第 3 个关键点）。

　　当需要做进一步的复杂分析时，仍然遵循简约原则，"对于一个确定的目标，在充分的前提下做最简单的具体解释"（Naugle and Follette, 1998:67; 在原文中被强调）。例如，来访者长期存在的问题可能都是来源于这样的一个信念："我是个骗子，人们迟早会发现我的真面目。"在第二段中提到的来访者发现，她不断驱使自己第一个完成工作来向老板证明她很高效，在她的心目中拖延"汇报"时间是一种欺骗行为，这一观念能够直接而充分解释她的情绪困扰。"我是个骗子"的信念直接而根本地解释了她问题的发展和延续。

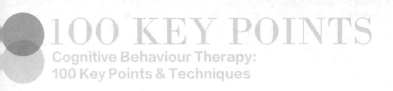

16

认知行为治疗只不过是缓解症状

认知行为治疗是个相对简短的过程：持续6 ~ 15次长达一小时的面谈（Kennerley et al., 2017）。对于一些其他治疗取向的治疗师来说，这似乎表明认知行为治疗只能缓解来访者的症状，而不是花费比较长的时间来挖掘问题的根源，这个根源往往可以追溯到童年的经历。这种"肤浅"的治疗方法的后果就是，治疗只是给问题上面涂抹了一层"石膏"，最终问题还会再次出现。在认知行为治疗中，现在的想法和信念（持久的因素）可以被看作认知的"根源"（Clark and Beck, 2012: 58）。正如我们在第3个关键点中所讨论的，来访者的问题可以从三个认知水平上来理解：表面的或者特定情境下的自动化消极思维（NATs），跨情境的原则/假设（中间信念），以及无条件的核心信念。认知水平越深，就越难以触及和改变。

治疗的复杂程度要根据每个案例的具体情况而定，而不是预先决定对于每一个问题都采用深度治疗。例如，对于有恐惧症的来访者，可以运用一套成熟的被证明有效的治疗程序（Salkovskis and Clark, 1991）帮助他克服恐惧，并且治疗结束后的长期效果也能够持续存在（Clark, 1996），而在治疗中并不需要进行潜在的信念水平的探索。

另外，如果来访者有人格障碍（也就是刻板的人格特质，如回避、依赖、做作、长期的行为不适应以及人际关系差），杨等（Young et al., 2003）提出一种聚焦图式的治疗方法，即"强调最深层次的认知、早期（儿童期）不适应的图式（核心信念，如'我很坏'）"。为了在这个层面促进来访者的改变，需要进行长程的治疗，大约持续 12 个月或者更长时间（Davidson, 2008）。

在认知行为治疗中，对于问题不复杂的来访者是否需要采用聚焦图式的治疗方法存在争议，这种治疗方法可能会使问题复杂化（James，2001）。例如，一位来访者因为工作发生了重要的变化而感到焦虑，这是一种暂时性的焦虑，可以通过焦虑管理程序来处理，但是如果他遇到了过度热情的治疗师，把治疗引入图式的层面，揭示出核心信念（"我不好"），这一观念是来访者从来没有意识到的，跟他眼前的工作问题也没有任何关联。这种对于聚焦图式治疗的渴望"非常令人担忧，因为虽然这种治疗更深入，但是并没有证据表明它比非图式治疗更有效"（James，2001：404；Westbrook，2014）。无论减少或消除症状对来访者来说已经足够了，还是这只是进一步深入治疗的前奏，临床介入的程度都应该与当前的问题和来访者打算在治疗中花费的时间相匹配，而不是从治疗师的兴趣出发。

17

认知行为治疗对来访者的过去或童年经历不感兴趣

认知行为治疗是一种与历史无关的（关注此时此地）问题解决方式：来访者通过发现并改变当前的导致情绪困扰的想法和行为来改善情绪，而不是去探究或抱怨过去的无法改变的事情（如果来访者在治疗中关注过去，他就会觉得让自己回到当下很困难）。但是，临床治疗的关注点

在两种情况下会转移到过去。第一，当来访者表达出强烈的倾向要这么做时，如果不这样做会破坏治疗师与来访者之间的治疗联盟。第二，当来访者"陷入"了他的不合理信念中，这时理解其信念的童年期根源能帮助他们改变这些固执的想法。

（J. S. Beck, 2011: 8）

临床治疗的关注点可能会转移到过去，但是通常不会一直停留在过去。如果来访者有"强烈的倾向"探索过去，治疗师会帮助他把过去的消极事件（例如，"被我最好的朋友背叛了"）与当下对这些事件的想法和行为（例如，"从那时起，我再也没有真正信任过其他朋友，因此我总是跟别人保持距离"）建立联系。当治疗进展缓慢时（例如，来访者表达出没有感觉到放松或者无法摆脱家庭暴力），这可能是因为来访者纠结在"为什么"的问题上（例如，"为什么我会遇到他？

为什么我忍受了这么长时间？如果我不能搞清楚我为什么会遇上这样的事我怎么能变得快乐呢？"）。从过去的经历中寻找这些问题的答案并不一定会得到令人满意的结果，如果找到了令人满意的回答，可以这样来打破治疗的僵局：过去的问题已经搞清楚了，但是我们需要考虑你现在的信念和行为以避免在你的下一段婚姻关系中旧事重现，并且提升你的独立性。

有时候，治疗师会把来访者的注意力引向过去，帮助她认识到她现在认为的"真实"的自己（例如，"我不够好。我父母更喜欢我姐姐"）其实是受到她所成长的家庭环境的影响，她从小就要经常跟被父母夸赞和喜爱的两个姐姐竞争。父母认为，要表扬最努力、表现最好的女儿，例如完成家庭作业、帮忙做家务。在这些激烈的竞争中，来访者常常失败。那种环境的遗迹在她现在的生活中依然存在，她要无休止地证明自己"足够好"，但是一旦没有达成，就再一次强化了她的信念："我真的不够好。"

来访者很长一段时间通过各种方式来保持和强化她的这种信念，在她的心目中，这就是事实。现在，在治疗中她建立起新的信念，这种信念是自我支持的、平衡的以及富有同情心的（例如，"我了解到我非常好，因为我可以用自己的方式过好自己的生活"），这能够帮助她缓和痛苦的童年回忆（参见第 90 个关键点）。虽然了解来访者不合理信念背后的过往经历是有必要的，但是"关键的事情是让他（她）现在放弃这些信念，这样未来才能比过去更好"（Grieger and Boyd, 1980: 76–77）。

18

认知行为治疗不用治疗关系作为
促进来访者改变的手段

在认知行为治疗中对治疗关系的标准看法是，它对于促进来访者的改变是必要的，但并不足以保证产生积极的改变——还需要采用认知和行为技术。这些技术应用到来访者治疗之外发生的问题当中，并且仅仅当其中的困难阻碍这些技术的成功实施时，才会应用于关系本身（贝克等人在 1979 年称这些困难是"技巧性问题"）。后来，认知行为治疗发展为把"治疗关系本身作为一种干预工具"（Blackburn and Twaddle, 1996:7）。把"治疗关系作为一种干预工具"的一个例子是对于有人格障碍的来访者的治疗，在这样的情况下，治疗关系变成了来访者可以安全评估他自己的不合理核心信念的实验室（例如，"没有人值得信任"）（Padesky and Greenberger, 2020: 177；Beck et al., 2004），并测试出另一种或者更多的合理的核心信念（例如，"有些人某些时候可以被信任"）。有人格障碍的来访者在建立治疗关系的过程中经常会遇到困难，"实验室"使得治疗师能够密切关注来访者的人际功能，并且理解来访者在过往的其他人际关系中遇到困难的原因（Davidson, 2008）。

探索人际关系的过程可以帮助治疗师去理解并且解决治疗关系中移情、反移情和阻碍来访者成长的问题；如果一些认知行为治疗师反对在认知行为治疗中使用移情和反移情的心理动力学的术语，他们可以选择诸如"牵涉到治疗中的信念和行为"这种更具认知行为取向的术语。移情的意思是"来访者对于治疗师的反应（更多的是过度反应），就像把治疗师当作他们生活中其他的重要他人"（Walen et al.,

1992:246）。例如，来访者总是顺从治疗师的意思，就像把治疗师作为生活中的其他权威人物一样，而不是自己去思考，来访者会认为自己的观点是没有意义的。像这种"依赖思维"会损害来访者成为她自己的自我治疗师的能力——这种能力是认知行为治疗的最终目标。治疗师通过不断地强化"她的观点非常有意义和那就是我想听你的观点的原因"等言语信息，可以促使她朝向更加独立的方向思考。

反移情关乎治疗师对于来访者是怎么想的以及感受如何。例如，随着与来访者预约时间的临近，治疗师感到恐惧，她将不得不忍受"来访者一个小时的抱怨"。在高级督导师的帮助下，治疗师可以消除对每一次预约的恐惧（例如，"来访者不是来找我娱乐的，也不是来让我变得轻松的"），并且寻找创造性的方式将来访者关于问题的抱怨转化为对问题的解决。治疗关系中遇到的困难（例如，对治疗疗程的分歧）可以通过萨夫兰和穆兰（Safran and Muran，2000）提出的元沟通来解决，也就是说，来访者和治疗师走出紧张关系，以一种非指责的合作问询的方式交流——例如，治疗师愿意调整他"匆忙"的解决问题方式，并且来访者愿意提供更多关于自身问题的具体信息而不是笼统地谈论。治疗师对于开始和维持元沟通的过程负有主要责任。

总之，虽然关于治疗关系或者治疗技术重要性的比较在研究论文中有很多讨论，莱西（Leahy，2008:770）认为将认知治疗技术和改善治疗联盟结合起来也许可以提供最佳的治疗。

19

认知行为治疗对导致来访者问题的
社会和环境因素不感兴趣

这个误解假设认知行为治疗带有纯粹的认知观念，即只有扭曲的思维会造成一个人的情绪困扰，而不考虑他的生活环境。因此，来访者将自己的问题归咎于"思维错误"。情况并非如此。认知行为治疗"旨在同时纠正可能导致患者痛苦的心理和情境问题"（Blackburn and Davidson, 1995: 16；强调补充）。治疗师同时调查了来访者的内部与外部的世界（日常想法记录表需要同时记录情境信息、想法和感觉，见附录2）。例如，当一个来访者"困于不快乐的婚姻中并且已经准备逃离的时候"，治疗师会想理解对于来访者来说是什么使婚姻不快乐（例如，"我的丈夫是一个酒鬼。我不再了解他，我们之间已经没有爱了"），并理解是什么想法和感觉使她困于其中（例如，"如果我离开他，他会一直酗酒直到死亡，这将是我的错。我会感觉非常愧疚"）。

认知行为治疗中一个可笑的观点是，来访者之所以非常沮丧是因为她的消极想法，也就是说和酒鬼生活在一起以及这段感情逐渐变淡对她的心理状态没有影响。在实际的认知行为治疗中，治疗师会了解来访者的困境，并且对于她的"责任"给出一个现实的评价，即如果她的预言成真，她离开他，丈夫真的因为酗酒死亡了，那么比较符合现实的想法是："无论我是否离开他，我都没有能力阻止他酗酒。"通过调节她的愧疚情感，来访者就会变得有能力从这段关系中解脱出来，虽然会很伤心。

本质上，认知行为治疗师想要与来访者一起理解，这种客观的令人不快的情境可能由于来访者扭曲的不现实的评价而变得更糟糕，这会进一步损害他们合理应对这些情境的能力。

20

认知行为治疗只不过是用常识
来解决来访者的问题

这意味着认知行为疗法仅仅鼓励来访者以更现实的方式思考问题,而不是彻底将问题移除。一旦常识思维在来访者的思考中扩散,来访者可以获得情绪释放。贝克在《认知治疗和情绪障碍》的"常识与超越"(Common Sense and Beyond)章节中写道,每个人"通过利用个人经验、模仿行为、正规教育……学习如何使用常识工具:形成并检验直觉、进行辨识,并且推理"(Beck,1976:12–13)。治疗师可以鼓励来访者利用常识解决情绪问题。

然而,常识自身有限制,不能对"令人困惑的情绪障碍提供合理的、有用的解释"(Beck,1976:24)。例如,一个来访者经历了数百次的恐慌发作,因为他认为其感受到的心跳预示着即将会出现突发心肌梗死,但是心肌梗死从没有发生过。来访者有大量的证据可以反驳这一灾难性的预测,但他从没有反驳过。为什么在这个问题上他的常识没有发挥作用?此外,还有家人和朋友的常识性建议(例如,"有心脏病才有可能突发心肌梗死,但是你没有心脏病,所以根本不需要担心,不是吗?")也无法说服他。要寻找这一疑惑的答案,治疗师需要侦探式的反常识思维,来找到来访者的恐慌思维从何而来。

萨科夫斯基(Salkovskis, 1991)指出安全行为(也就是那些阻止令人害怕的灾难发生的行为)在维持焦虑与恐慌中发挥了重要作用。在上文的例子中,当来访者感受到心跳时,为了减缓心率他也许尝试放松、坐下、深呼吸,并且避免锻炼和紧张的活动,在他的思维中,这样做就可以避免心脏病。虽然恐慌发作从未出现，但不幸的是，来访者认为这是因为自己每一次都"侥幸逃脱"了（Wells，1997），而不将此视为其想法不正确的证据，来访者相信自己已经"侥幸逃脱"数百次，他自救的常识想法只是在强化或者"保护"这种灾难性预测（例如，"这次好险啊，下次可能就没有这么幸运"）。一旦与其安全行为相关的内在逻辑被揭示出来，来访者能够停止这种行为——停止尝试拯救自己！——当恐慌发作的时候尝试做实验（例如，与治疗师一起原地跑步或上下楼梯，随后自己进行这些运动），这些实验可以让来访者看到实际的结果并且对跳跃的心脏建立新的、无危险的结论（例如，"我的心脏很好。我的全科医生一直都是对的"）。

对治疗中学习到的内容，来访者也许会这样反馈："真的似乎仅仅是常识。"但是这不同于学习之前的常识，在治疗前来访者最初害怕停止安全行为，并且当治疗师建议他这样做的时候怀疑治疗师"疯了"或者"对我的痛苦漠不关心"。

21

认知行为治疗是一种以技术为导向的方法

　　对认知行为疗法一个共同的批判是认为它"似乎"是"技术导向"的，也就是说，这种疗法太过于关注一种非理论的方法以至于不能去关注来访者本身（Leahy et al.,2012:437）。这个误解假定认知行为治疗师只是参考了某些特定的疾病治疗手册（如疼痛、强迫障碍），并用一些有实证基础的技术来改善来访者的症状。事实上，关于技术的应用是在对来访者问题进行概念化（或明确化）之后才会使用的（参见第 30 个关键点）。从情绪障碍的认知理论来看，对一个个案而言，将来访者的问题概念化是一个非常个性化的理解过程（例如，一名来访者第一次去利物浦的时候，浪费了几个小时，这让她感到很糟糕——"这完全是一次糟糕的经历"）；是什么情况激活了她的焦虑呢（例如，当走到一个新地方的时候，有时候不确定自己是否到达了安全熟悉的地方,预感到自己迷路了）；那么这些问题是如何持续下去的呢（例如，尝试去完全确认出行的方向都是正确的，在旅行前过度担忧）。安装卫星导航基本不会减弱她的焦虑，因为也许导航不管用，她还是会因此迷路。在焦虑的认知理论中，这个主题是一种当她脆弱时（见第 6 个关键点）来自未来的威胁或危险，这样可以引导治疗师去思考什么是导致来访者焦虑的核心恐惧。

　　跟随治疗计划去对个案概念化并确定选择什么样的技术，对捕捉她的焦虑来说是有帮助的。在这个特殊的个案中，可以实施一系列来访者要去一个新的地方时"要迷路了"的实验，去证明迷路通常是不可避免的，并让人感到不适，但不是让她无限期地迷路——被困在旅行者的地狱，从实验中浮现出引起她焦虑的核心认知内容，即"我将永远走失并再也见不到我的家人了"，把这些认知内容添加在对其问题的概念化过程中。来访者声称："这完全是荒谬的，我不知道我为什么会有这样的想法。离家越来越远就越来越增加了永远迷路的可能性。我现在可以真正了解到为什么迷路对我来说是完全糟糕的经历了。"她用简洁明了的话，解答了自己迷路的这件事情："我虽然迷路了，但是这之后我又找到了自己的路。"

如果没有个案概念化的过程来指导治疗，那么就会以散乱无章的方式来运用各种技术，治疗的焦点会在治疗过程中发生的各种有趣事件之间无休止地游移（Blackburn and Twaddle，1996）。

100 KEY POINTS

认知行为治疗：100 个关键点与技巧

**Cognitive Behaviour Therapy:
100 Key Points & Techniques**

Part 3

第三部分

认知行为
治疗实践

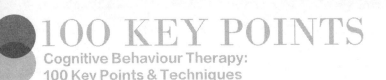

开始

22

设定场景

　　设定场景的目的不是让"来访者感到更好"而直接进入治疗，而是在正式开始治疗前做准备。这包括以一种有礼貌的方式欢迎来访者，并且通过一些闲谈来进行破冰（例如，"你的旅行怎么样？"）。在治疗师开始询问其咨询原因之前，来访者可以提出任何初始的问题（例如，"我实在受够了。为了厘清我的生活我可以做任何事""我想要了解治疗能提供哪些东西""我确实想要向前发展但未来有很多我不确定的剧变存在"或者"我的妻子给我压力让我来寻求帮助。我不认为有问题存在"）。这些信息可以帮助治疗师来评估每一个来访者想要改变的动机水平（例如，独自的，坚定的，好奇的，矛盾的，不情愿的）并且通过讨论将其反映出来。例如，对于坚定的来访者可以列一个治疗计划的提纲，对于好奇的来访者可以讨论认知行为治疗的过程和效果，对于矛盾的来访者可以发现改变的优点和缺点，对于不情愿的来访者可以检查是否"没有问题"（例如，喝酒喝得很多）当中可能带有一些有问题的特点（例如，夫妻关系逐渐恶化）。

　　治疗师可以询问来访者他们的治疗预期，这些预期可能非常的多样化（例如，"你帮我梳理问题""你应该探寻我的童年并为我的问题而指责我的父母"或"你应该给我加压来让我做那些我不想做的事情"），为了应对任何他们可能产生的误会，治疗师可以对认知行为治疗做一个简洁的描述：寻找思维 – 感觉之间的关系，为了变化而承担个人责任，列议程表，找到一个明确的问题焦点，建立明确具体的、可实施的目标，协作来解决问题，执行家庭作业任务并且成为一个自我治疗师——这是认知行为治疗的最终目标。首先获得来访者对认知行为治疗模型的反馈，进而与来访者就治疗过程达成一致意见。在达成一致之前，来访者是一个来寻求帮助的人，在达成一致之后，就成为了已经做出明智选择的来访者。

治疗师还可以跟来访者探讨是否对咨询过程录像及其原因：录像可以对治疗师的工作质量进行监督；来访者可以在两次咨询中间的时段里通过观看录像加快学习——来访者在面谈过程中对于很多信息的加工是非常有限的，这可能是因为当时他受到情绪困扰，被咨询师要求进行澄清和解释时感到尴尬，或者十分关注治疗师如何看待自己（例如，"她认为我很虚弱和可怜"）。在我们的经验中，大多数的来访者同意对他们的面谈进行录像记录，并不因为咨询室里有摄像头而担心或者不自在（反而是治疗师通常担心面谈被录像，因为对于能力不足的治疗师来说，他们感觉咨询过程受到了监督，见第 98 个关键点）。

如果来访者在之前进行过治疗，那么治疗师需要询问是哪种治疗，先前的治疗起到了什么作用（例如，"治疗师真的对我的问题感兴趣。我真的感觉自己被关心"），或者没有起作用是因为什么（例如，"治疗看起来离题了，我感到迷失了"），以及治疗的效果是否持续存在（例如，"后来我感觉到好一点了，但是现在我和之前一样焦虑。我想要放弃改变"）。治疗师能利用这些信息与来访者一起建造一种有成效的联盟并且标记出治疗中潜在的障碍（例如，来访者明显缺乏持久的努力）。保密问题以及一些限制需要跟来访者讨论，也就是说，其他人还有谁可能会接触到跟来访者问题有关的信息（例如，治疗师的督导，介绍来访者转诊的普通科医生，与来访者的案例有关的其他健康专家）。操作层面的事务也需要考虑在内，如费用、时间限制、治疗的预约、面谈的时长和频率、治疗可能持续的时间（基于之前治疗的进程）等。

在正式治疗开始之前对场景设定的要求可能看起来有很多，但是这能够使来访者对于之前的问题有清晰的认识，并且对于治疗的进程有所选择；同样很清楚的是，认知行为治疗并不是指示来访者如何做，他仍然需要参考其他信息。

23

进行评估

认知行为治疗的评估需要收集来访者呈现问题的相关信息，并且这些信息将被用于进行个案概念化（见第 30 个关键点）。泰勒（Taylor, 2017：10）认为"好的评估是良好治疗关系的开始"。最初的评估可能需要两三次甚至更多次面谈来完成，但实际上，评估是要贯穿于整个治疗中，来精炼个案概念化。评估就是将问题与某种心理障碍建立关联（例如，重型抑郁、健康焦虑、社交焦虑、创伤后应激障碍），这一评估过程以《精神疾病诊断与统计手册》(*Diagnostic and Satistical Manual of Mentul Disorders*) 第 5 版 [DSM-5 (American Psychiatric Association, 2013)] 为诊断依据。这里包括三个方面的评估。

（1）对当下问题的详细理解。这包括收集主要想法、感觉、行为以及和当下问题相关的身体反应的资料（例如，恋爱关系结束引发了抑郁）。评估来访者当下问题的严重程度（在这个案例中指的是抑郁）并且将其作为一个基线，决定来访者在治疗过程中的进度 [例如，是成绩下降 (进步) 或再次上升 (挫折或复发) 吗 ?]。在认知行为治疗中，两种使用最多的测量工具是贝克抑郁量表（Beck Depression Inventory, BDI- Ⅱ ）（ Beck et al., 1996 ）和贝克焦虑量表（ Beck Anxiety Inventory, BAI ）（ Beck et al., 1988 ）。BDI 是一个有 21 个条目的自我报告量表，可以对来访者抑郁严重程度进行快速评估，其中包括无望感的程度和自杀想法。BAI 是一个有 21 个条目的自我报告量表，用来测量来访者对焦虑的认知和心理反应的严重程度。

（2）问题是如何被维持的。这是指用以下模式来看待具体的问题：A= 事件或情境；B= 信念或想法；C= 情绪和行为结果。

A　一个人在家，反映了关系的结束。

B　"这不是我应得的，为什么他会离开我？没有他我不会开心的。"

C　沮丧、受伤和愤怒、社交退缩。

这种方式能够很好地理解来访者的情绪，并且在具体的而不是泛泛的背景下看待来访者的问题。ABC 模型提供了一个简单但强有力的想法影响和维持情绪的例子：她的社交退缩产生的行为反应也会加强她的信念并且加重其抑郁，形成一个令人绝望的恶性循环。在个案中还可以收集更多的 ABC 的例子，利用这些例子来判断是否在来访者的思想或信念中有一些模式或主题出现（例如，对于"没有他就终生不快乐"的恐惧）。

（3）一个纵向的视角。这个视角想要理解过去的经历是如何对来访者生活中的脆弱（例如，她坚信没有伴侣的自己是无价值的）以及当下问题中的关系起作用的。这些经历包括：一系列失败的关系，孤独时错误的应对方式，抑郁发作，寻找新伴侣的绝望，尝试防止关系失败的策略，如变得服从和容易取悦、社会依赖型人格（见第 7 个关键点）。

在治疗师与来访者的讨论中，评估起到了个案概念化的作用，治疗师使用认知模型，分析过去和当下的相互作用如何引起并持续造成了来访者的困难，并且策划一个合适的治疗方案来处理她的问题并达到她的目标。贝克（Beck,2011）建议教育来访者了解情绪障碍，如抑郁或恐惧，以便他们能认识到当下的问题是某种症状而不是因为他们自己"有缺陷"或"疯了"（例如，"了解到我的问题是普遍的，并且在这个世界上我不是孤独的，我感到轻松多了"）。

最后一点。一些来访者的问题不容易（甚至根本不会）对应到 DSM 中描述的某一种障碍。评估→个案概念化→治疗计划这个过程可以用以下六个方面（简称 6

个P）来表达（Neenan and Dryden, 2002）：问题（Problem）（描述）；原因（Precipitant）（是什么引发了问题?）；重新处置（Predisposition）（来访者可能会出现问题的影响因素）；延续（Perpetuation）（使问题持续存在的认知行为过程）；提升（Promotion）（如何通过目标导向的行动计划实现改变）；坚持（Persistence）（保持进步并应对阻碍）。

24

评估适应性

　　萨夫兰和西格尔（Safran and Segal, 1990）通过在 0—5 量表上对来访者进行评估，开发了一个有 10 个适应性条目的短程认知治疗评估量表。短程认知行为治疗的适应性总分最低为 0 分（适应性最差），最高为 50 分（适应性最强）。我们现在展示一下如何使用这十个条目来评估在短程认知行为疗法中来访者的适应性。例子中的这个来访者因为公司重组，压力增加，而产生了一些情绪问题。

　　（1）自动思维的评估。经过对自动思维的解释和举例（见第 3 个关键点），来访者能够检测并报告出这些思维吗？能。（4 分）

　　（2）对情绪的觉察和区分。来访者能够意识到情绪并作出区分吗？（例如，她的愤怒、内疚、羞愧和沮丧）在一定程度上，她对羞愧和内疚的觉察和区分有一定困难。（3.5 分）

　　（3）对个人责任的接受。来访者承认自己在改变过程中所负有的责任，但是会说，"如果不是我的老板，我不会出现这样的问题"。（3 分）

　　（4）与认知的基本原理相兼容。来访者理解和同意认知模型，包括完成家庭作业的重要性。（4 分）

　　（5）联盟的潜在可能性（在面谈中）。来访者能够与治疗师形成一个有成效的治疗联盟吗？来访者可能对治疗师的某些问题感到不快（例如，治疗师问"当你说'我老板要求我加班完成项目时，我怎么就生气了呢'，这对你意味着什么？"），这可能表明与最佳联盟还有一定距离。（3.5 分）

（6）联盟的潜在可能性（面谈之外）。来访者在她的生活中可能形成有成效的、积极的关系吗？这个问题很复杂（例如，她和别人关系很密切，但是如果她怀疑别人不忠诚或缺少对别人的尊重时，这种关系会迅速瓦解）。（3分）

（7）问题的长期性。来访者的问题持续多长时间？来访者承认在生活中这种不满长期存在，但是她想要关注的是最近发生的明确的问题。（4分）

（8）安全性操作。来访者为了使自己在心理上感到安全，会表现出多少妨碍建设性处理问题的行为？来访者说自己更愿意"直面问题"。（5分）

（9）焦点性。在讨论中来访者是否能够聚焦于问题？来访者可能根据治疗师的提示聚焦于问题。（5分）

（10）来访者对治疗感到乐观或悲观。在何种程度上来访者相信治疗会帮助她？来访者说她"感到有希望。我知道我已经把我自己分离出来了"。（4分）

这位来访者的得分是39分，非常适合短程认知行为治疗。萨夫兰和西格尔没有规定适合短程认知行为疗法的临界值，他们仅仅表明，高分代表治疗的预后诊断比较好，低分代表治疗的预后诊断较差。肯纳利等人（Kennrley et al., 2017: 98）提醒大家这个量表在评估来访者对认知行为疗法的适应性时"应该作为一种指导而不是一系列严格的标准"。来访者同意在十次的治疗过程中每完成三次就做一个治疗进展的总结回顾。

弗兰克·威尔斯（Frank Wills, 2012: 103, 105；在原文中被强调）建议评价来访者适应性的标准应聚焦于来访者反思自己的想法、区分情感和建立治疗关系的能力。

经常好像……心理健康的人的（标准），让我们有理由怀疑我们所做的事情只是在照顾有"疑病症"的人。可能这些标准的确能够合理地预测哪些人会在认知行为疗法中获得良好的效果，但是可能没有办法告诉我们谁原本能够在认知行为疗法中获得良好的效果。我们只是能在几次治疗之后有一个感觉。

　　我们通常建议来访者先尝试进行几次治疗之后，再来判断认知行为治疗对于他们以及他们的困难是否具有适用性。多年来在聆听咨询督导的录音时，我们注意到他们中的一些人采取了另一种策略：为了"适合"来访者的要求，而去除一些认知行为治疗的关键特征，例如，去除识别和修改认知行为保持过程以及家庭作业。治疗的各个阶段看起来是漫无目的的，只有当治疗师偶尔问来访者"在那种情况下，你的想法是什么？"时，才让人确信治疗师在进行的是认知行为治疗。

25

治疗阶段结构化

结构化意味着每个治疗阶段根据对于来访者问题的评估（见第 23 个关键点），按照一个预设的模式进行。治疗师可以对来访者将这种模式解释为认知行为治疗的持续社会化（见第 22 个关键点）。治疗师可以这样说：

我想要知道上次治疗结束后你的焦虑情况，以及你在贝克焦虑量表上的得分。你在上周发生过什么值得说一说的事情吗？你对于前几个阶段治疗的任何反馈我都很感兴趣。接下来我们就可以确定后续的安排，把治疗聚焦在问题上，并在最后就今天讨论的一些家庭作业达成一致。可以吗？

在这些安排的具体项目确定之前应该有一个简单的讨论（不超过 10 分钟），每个治疗阶段的主要任务就是完成这些安排。通过询问具体明确的问题，治疗师能鼓励来访者对这些需要完成的项目做出简洁的回复，例如，"上周你的睡眠有改善吗？"而不是"你上周感觉怎么样？"，因为这一问题会使来访者回答很多与问题不相关的细节。假如来访者或治疗师确实存在想要继续探索的问题（例如，来访者说治疗并没有帮助到他），那么这个问题就可以放到接下来的计划安排中，不要单独讨论它。如果来访者表现出自杀的意愿，这就成为要立即处理的问题。

治疗阶段结构化是一个有技巧和有规律的程序，并且以我们的经验，治疗阶段结构化中，新手和有经验的治疗师都经常会忽视制订治疗计划，而是急于找到来访者的问题，或者是因为他们觉得制订计划是对治疗的约束（在后一种情况下，如果治疗过程中的讨论都是弥散性的而不是聚焦的，治疗通常没有成效）。

26

制订议程表

议程表是简短的条目清单，所列的条目是不同治疗阶段的焦点。认知行为治疗师认为制订议程表是最大化利用治疗时间的最优方式（不过过去一直进行无方向性治疗的来访者可能对此感到恼怒，因为议程限制了他们的心理漫游；治疗师可能需要耐心反复地解释制订议程表的基本原理）。议程表的条目需要双方共同总结和商议，不过议程表中固定不变的配置是家庭作业。下文展示了标准的议程表：

● 家庭作业回顾——来访者在完成家庭作业的过程中获得了什么？（见第 66 个关键点）

● 解决来访者优先处理的问题以及与问题相关的关键认知和行为。治疗师要鼓励来访者以简洁的方式讨论其困难，因为来访者冗长的故事性的细节叙述会浪费治疗时间，简洁化的叙述可能更容易揭示问题的关键维护过程（见第 15 个关键点）。

● 新家庭作业协商——来访者想在下周完成哪个与目标相关的任务？（见第 65 个关键点）

● 治疗阶段总结——最初，总结通常由治疗师完成，但是随着来访者能力的增长并且逐渐成为自我治疗师，这个任务逐渐由来访者完成。

● 反馈——来访者需要反馈在今天的治疗中哪些内容有帮助，哪些没有帮助。治疗师应该无抵抗地接受来访者对后一个问题的答案。

最后三个条目可以花费 10 ~ 15 分钟的时间来完成，所以治疗师应该注意对时间的控制，要保证最后剩余的时间既不能过多也不能过少。

27

起草问题清单

来访者通常呈现不止一个问题。对于每一个问题的发展应列一个清单。问题清单应该在评估的初始阶段起草，但在余下的治疗中也不是固定不变的：可以在清单上添加或删除问题。在所分配到的治疗时间内双方会依据预期进展决定优先处理的问题（例如，预期有 8 个阶段的治疗）。除此之外，问题和解决办法都以清晰和具体的条目陈述，因此可以定期测量问题的发展，并且解决这些问题的干预措施的效果都是以实证研究数据为基础的（Wills，2012）。

有的时候一个来访者将呈现许多问题，这使来访者和治疗师都感到不知所措。我（本书第一作者——译者注）曾经看到一个来访者读出她记录在笔记本上的问题——最后有53 个问题！然而，在听她朗读的过程中我很快明白了她的问题，很明显，她的焦虑来自不被其生活中的重要他人喜爱，当这些人在社交和智力上优于她时尤其严重，这会激活来访者的消极核心信念，即来访者会因为自己受教育水平和出身低，认为自己低人一等（她同意我的假设）。对于治疗师来说，从看起来不相关的问题中精确地找到信念和行为从而形成简单的个案概念化是很重要的，这种概念化不是冗长的，而是能够帮助来访者和治疗师清楚地认识到关键的认知和行为因素，正是这些关键因素使来访者的各种问题持续存在（见第 30 个关键点）。正如芬内尔（Fennell，1989：179）观察到的：

问题清单……在混乱中强加秩序。许多悲伤的体验可以被归为很多相对明确的困难。这个归纳问题的过程对于激励希望是很重要的，因为它暗含着控制的可能。

28

在目标上达成一致

我们说"达成一致目标"是因为治疗师并不是自动跟随来访者选择的目标。来访者可能选择一个无法控制的目标（例如，"我想要我的丈夫回到我的身边，即使他已经再婚了"）、达不到的目标（例如，"当别人伤害或批评我的时候我想要没有任何感觉"）或是不现实的目标（例如，"我再也不想体验到惊恐发作了"）。清单上的所有问题都会有一个明确的目标。威尔斯（Wells,1997:51）建议：

问题按照优先顺序排好后，它们就应该作为目标被重新组织。问题清单提供了"发生了什么"的细节并且这些细节应该变为目标或是"来访者想要发生什么"的陈述。目标应该使用具体的条目以保证可操作化（在治疗上是有用的）。

来访者倾向于用模糊的（例如，"我希望不再感觉到与自身的分离"）或笼统的（例如，"我想要变得开心"）条目来陈述他们的目标。为了使这些目标变得可操作化，治疗师需要询问每一个来访者想要发生的明确的改变（例如，上述两个目标应分别变为"在家里为自己说话时我想要变得更加坚定自信"和"我想开始一段新的亲密关系"）。接下来的一步是决定如何测量或评估这些明确目标的进展（例如，上述目标的评估分别为，用记日记的方式记录她在家时的自信程度，以及参加一个约会服务并赴约——每个来访者的情况不同，有的来访者可能还停留在刚刚进入咨询的状态）。来访者的目标设定可以遵循SMART模型，这一模型起源于商界管理。

明确（Specific）——"我想能独自离开我的房间到大街上去。"

可测量（Measurable）——"当前我足不出户并且在家庭成员或朋友的陪伴下才能离开家。"从家到大街的进展能够被阶段性评估。

可达到（Achievable）——来访者相信她有能力和决心来实施目标导向的行动计划。

现实性(Realistic)——来访者表明她的目标源于现实,不是幻想或达不到的梦想。

时间量程（Timescale）——这个目标在分配的治疗时间内似乎可以达到。

道布森（Dobson and Dobson，2018）认为SMART模型是最适合于行为目标的模型,不过所有目标都要接受SMART标准的检验。目标应该用积极的条目陈述(例如,"在团体面前作报告时我想变得更加平静和自信")而不是消极的条目(例如,"和一群人交流时我不想变得焦虑和尴尬"),所以"明确的是对于病人来说目标是想要达到的而不是想要避免的"（Kirk，1989:41)。除此之外,设定目标加强了如下观念,即来访者在治疗关系中是积极的成员,并且需要全身心投入:来访者将不会是"被动的"（Kirk，1989:41）。目标是灵活的,不是固定的,可以根据后来的信息发生改变（例如从家庭作业中）,这可能表明来访者最初的目标过于高远和来访者问题的长期存在性,或者她想要意想不到的快速的发展因而当前选择了一个更有挑战性的目标。此外,来访者的真正目标可能最终会在多次治疗交流之后出现,例如,来访者想要摆脱这段关系,而不是试图挽救它,但又对公开自己的真实意图感到内疚。

莱希(Leahy, 2006)认为真正的改变承诺包括三个问题:

● 我的目标是什么?

● 我必须做些什么来实现它?

● 我愿意这样做吗?

最后一个问题是最重要的一个问题,家庭作业（见第63个关键点）将检验一个人进行艰难改变的意愿。

29

传授认知模型

　　在认知行为疗法的第一个治疗阶段，治疗师的任务是使来访者适应思维 – 情绪的联结；换句话说，就是传授认知模型。治疗师通过临床判断，来决定介绍模型的最佳时间或时刻。例如，来访者在焦虑的状态下按照约定的时间前来治疗，治疗师在这个时候引出模型是很有成效的，来访者会对焦虑的引发因素进行思考：刚才你心里的什么想法让你对来到这里感到焦虑？来访者可能会回答："我担心你不能帮助我并且我不会变得好起来。"治疗师可以询问来访者什么思维能够减少焦虑："我假设如果我认为你能帮助我，我就会产生希望。"

　　在这一治疗阶段中来访者可能变得沉默，变得伤心，对某个问题表现得很生气，或盯着地板。此时是治疗师传授认知模型的机会，可以通过"当下是什么想法使你感到伤心？"这一类的问题来探索来访者的思维。在白板或翻转图上写下思维 – 情绪的联结，这样做能够在两方面帮助来访者：追溯来访者沮丧的思维和情绪能更加客观地检查思维和情绪；以更加具体、生动、容易理解的方式构建认知模型。以上的例子是治疗师通过使用问题来传授认知模型，通过这种方式，来访者能够自己建立思维 – 情绪的联结而不是由治疗师来告诉他。

　　然而，如果提问被验证是无效的，治疗师也可以用说教的方式来传授认知模型，因为一些来访者需要直接的解释。出发点可能是你的思维决定了你的情绪（Burns，1999）：

让我用一个例子来解释一下这句话是什么意思。两个男人追求同一个女人。他们都想约她出去,她拒绝了他们两个人。现在对于这两个男人来说是相同的情景,其中一个男人变得很沮丧,因为他告诉自己他没有吸引力并且没有女人想要他;然而,另外一个男人只是变得失望,因为他告诉自己没有约到这个女孩是很不幸,但是被拒绝也没有什么大不了。不是情景而是对情景的解释影响了他们的情绪。这是这个模型的核心:你意识到你思考的方式。

治疗师能够向来访者展示如何使用认知模型来理解对生活事件的情感反应,例如,来访者说他在社交情境下会感到焦虑,因为他害怕人们觉得他无聊从而逃避他。正如布莱克本和戴维森(Blackburn and Davidson, 1995:56)指出的:

> 治疗师要指出情景解释是如何与他的情绪相一致的,但可能解释并不是唯一的。从来访者自身经验得来的例子能够指引治疗师证明认知治疗是和来访者个人相关的并且可以帮助来访者克服焦虑的心情。

对于治疗师来说重要的一点是,记住来访者可能理解认知模型但是不认同模型(将理解等同于认同是错误的)。因此,治疗师需要引出和处理(见第 1 个关键点中的例子)任何对模型的保留意见和反对的态度(例如,"当你在一个集中营或疾病晚期的临终前时,模型是没有意义的,是不是呢?")。即使来访者并不完全相信这一模型,也能从治疗中获益——治疗师对他们使用的方法并非毫无疑问。治疗师传授认知模型并不是一次性的,而是随着来访者在制造思维–情绪的联结中承担更多的责任,以及通过改变沮丧思维向自己证明他有能力改善不开心的情绪,频繁地贯穿于整个治疗过程中。因此,对于许多来访者,对事件的情绪反应承担责任是一种解放而不是一种不受欢迎的信息,因为这表明他们能够在不改变他人或情境的情况下感觉更好,如果需要改变他人或环境,个人的改变将很难达到。

关于传授认知模型和其他认知行为治疗概念的最后一点是，一些来访者会在听到他们不喜欢的内容时，急于拒绝他们正在听的内容。我们敦促他们让这些新信息"在你的脑海中停留一段时间"，因为他们总是可以在 5 ~ 10 分钟后再次拒绝它，从而提醒他们自己能控制这些信息。这种认知停顿有时会产生这样的结果："也许我可以多听一会儿你要说的话。"

30

进行个案概念化

个案概念化意味着在情感障碍的认知行为模型下理解来访者的问题（认知模型能在多大程度上解释来访者问题的发展与持续？）。韦斯特布鲁克等人（Westbrook et al.,2011）认为个案概念化（或规划）包括三个部分：

（1）对当下问题的描述；

（2）对问题为什么发展以及如何发展的解释；

（3）对关键问题持续过程的分析，假设这一过程问题不变。

下面的例子可以将这三个部分联结在一起：来访者因为一段关系的结束而产生抑郁症（例如，"为什么他为了其他女人丢下我？没有他我的生活是没有意义的。我做了什么让他离开了我？没有他我不能面对任何人"），这可能指向潜在的中间信念（例如，"除非我拥有一段关系，否则我的生活是没有意义的"）和核心信念（例如，"独自一人的我什么都不是"），来访者生活当下的压力激活了存在已久的认知易感性因素（见附录 1 个案概念化的例子）。

巴特勒等人（Butler et al.,2008）提出了引导个案概念化的 3 个关键原则：

（1）概念化应该基于理论转换成实践的尝试（见此关键点的开头）。

（2）概念化应该是假设性的，也就是说，在进行个案概念化的过程中，治疗师和来访者都可以证实、修改或者不完全信任在概念化中使用的数据。

（3）概念化应该是简洁的（明确的和清晰的）。概念化越复杂、冗长，来访者和治疗师记住和使用概念化会越困难。

个案概念化是治疗计划的基础：来访者可能希望通过独自生活，学习如何变得更开心和独立，使其在没有另一半时生活更有意义，并且学习无论有没有另一半，自己都是重要的；家庭作业会指向完成这些目标。没有概念化，技术和干预会变得"漫无目的"，因为治疗师会在粗略理解来访者问题的情况下仓促治疗，例如，"她需要一个行为激活计划，比如参加一些约会和更多的社交来改善心情"。

试验性地进行个案概念化始于治疗的第一个阶段，并且根据得到的新信息不断改善或修改，直到治疗终止，概念化才结束。威尔士和桑德斯（Wills and Sanders, 1997）认为一个好的个案概念化能够帮助来访者回答这样的问题："为什么是我？""为什么是现在？""为什么问题还没有解决？""我怎样才能变得更好？"治疗师与他的来访者分享概念化，并且一起决定其精确度，从而帮助来访者更好地理解自己和自己的问题（Beck, 2011）。

正如我们在第 23 个关键点中讲到的，在可能的情况下，根据 DSM-5 的诊断标准，问题会转变成障碍，诊断有助于了解来访者的问题，并使用基于证据的认知行为治疗模型来治疗疾病，通过个案概念化定制模型以适应来访者的表现。例如，患有社交焦虑症 (SAD) 的来访者担心他们的行为方式会导致社交场合的尴尬或羞辱。标准干预包括，学习将注意力从自己身上转移到周围发生的事情上，并重新评估其他人实际上对他的关注程度，无论他看起来是否焦虑。然而，一些 SAD 来访者的特点是有"早期的社会创伤经历"（Layard and Clark, 2014：146），处理这个问题也需要纳入治疗计划。例如，一个来访者在学校被欺负和嘲笑（被称为"丑陋的雀斑四眼"），别人跟他交朋友只是为了把他当作取笑的对象（例如，他在约定的时间到达电影院却发现学校里没有其他人在那里）。如此痛苦的回忆使他现在无法结交任何朋友，他仍然不快乐地独自一人。治疗师需要提醒他，现在尝试结交朋友并不意味着他的学生时代的痛苦重演，而且，据他自己承认，并不是每个同学对他都很糟糕，所以，在他试探性地寻求友谊时，应牢记这些提醒。

最近在个案概念化中加入了列举来访者的优点（来平衡他的弱点），这些优点能够用于处理他们当下的困难，"个案概念化的主要目的是建立来访者的复原力"（Kuyken et al., 2009:55）。这些学者认为对于一些来访者来说，当他们关注自身的正确而不是错误之处，他们就不会觉得个案概念化是令他们感到不知所措或悲伤的事。有时来访者的复原力本身就是理解和解决其问题的框架（Neenan, 2018b; Wild, 2020），例如，"在生活中面对挫折和沮丧时，我想要学习变得更有复原力，你能示范给我看吗？"

即使个案概念化应该是直截了当地理解问题，一些来访者可能依然发现理解或精确和生动地捕捉他们的问题并提出解决方案是很困难的。例如：

● 除旧布新——最后，来访者检查他长期持有的信念并且意识到由于它们没有反映生活中实际发生的改变，信念已经失去了时效性：人们不会像他父母一样，因为来访者提出反对意见而惩罚他。他现在关注发展新的适应性信念并考虑这些变化。

● 痛下决心——这次，来访者不能放弃或倒退并且将一直坚持下去，直到她的目标达成，即放弃混乱关系。

● 唤醒睡狗——来访者要结束优柔寡断的日子，并且当他认为自己被一些朋友或同事不公平对待时，来访者将开始坚持自己、坚持自己的兴趣。

● 打破魔咒——来访者最终面对不开心的现实，即她的"梦中情人"不会为了和她创造完美的关系而离开妻子，她这种没有任何回报的奉献是在浪费自己的生命，是时候向前迈进了。

31

制订治疗计划

　　治疗计划源于来访者的个案概念化，并且提供了来访者如何摆脱障碍"控制"以及完成治疗目标的总体规划。治疗计划由一系列的干预措施构成，干预措施会修复导致来访者障碍持续存在的因素（如果来访者觉得"治疗计划"听起来过于医学化，而提出反对，治疗师可以用"行动计划"代替）。治疗方案通常来自以研究为基础的特殊障碍治疗手册 [例如，创伤后应激障碍（PTSD）部分为每个治疗阶段提供了指导治疗师使用的结构化的程序和技术]。建议精确与灵活地使用此手册，也就是说，干预措施的有效性已经在临床试验中得到证实，所以需要坚持使用这些措施，但是并不是僵硬死板地使用；治疗师必须将治疗计划与个案概念化中来访者展现的担忧、需求相匹配。

　　在我们看惊恐障碍的治疗计划之前，需要先了解惊恐的认知模型是什么。

　　个体经历惊恐发作是因为他们用相对持续稳定的灾难化的方式来解释一系列的身体感觉（例如，心跳加速、呼吸急促、不现实感）……（这种）灾难性的误解包括将这些感觉理解为即将到来的生理或心理疾病的预示（心跳加速将导致心脏病发作，呼吸急促将导致窒息，不现实感意味着发疯）。

（Clark，1989:57）

　　治疗计划源于经过经验验证的模型（Clark，1996），旨在帮助来访者将其对身体感觉的解释由灾难性变为良性并且修改灾难性解释的维持过程。认知性的干预包括教授来访者惊恐的认知模型，检验灾难性解释的证据（例如，"我的心脏发出巨大的声响。我受不了那种负担""我不能呼吸了。有一股压力紧紧地压着我的胸腔"）；接下来检验对其身体症状的替代性、良性解释的证据（例如，"当你感到紧张时，你的心跳会加速。心脏的构造能够应对巨大的压力和痛苦，不会受到损害""呼吸急促是换气过度造成的，并不是窒息。不管你感觉多糟糕你都能呼吸到空气"）。

行为干预包括阶段治疗中治疗师引导下的惊恐诱发（诱发害怕的身体感觉，例如，在现场跑几分钟或者故意过度亢奋），惊恐诱发是为了让来访者明白不开心的惊恐感觉并不危险；在随后的治疗中，来访者独自面对逃避的场景并且在这些恐惧的场景下诱发他们恐惧的感觉，例如，为了证明心脏病发作不会发生，来访者在一个商店通过爬楼梯来使心跳加速。

这个治疗计划会得到成功的结果吗？克拉克指出"对照试验表明，认知治疗这种专业的形式对于惊恐障碍是一种明确的、高效的治疗"（Clark，1996：339）；也就是说，大多数的来访者在治疗的最后不会再恐惧。莱西等人（Leagy et al.，2012）说明了抑郁和焦虑障碍的治疗计划。

如果来访者出现多个问题（例如恐慌、特定恐惧症、社交焦虑），可以采用跨诊断方法（即关注跨问题的共同维持机制）来治疗焦虑症的"焦虑想法"（Clark and Beck，2012：28）。这些特征包括高估威胁（灾难化）和低估自己应对威胁的能力、从事寻求安全的行为（逃避和回避）、情绪推理（"我感到非常焦虑，所以我必定处于危险之中"）、不能容忍焦虑和不确定性。通过跨诊断方法，几种焦虑症被同时治疗而不是相继被治疗。目标"是在对所有焦虑症患者采用标准化方法，同时确保干预措施保持个性化之间取得平衡，以解决特定个体的特殊表现困难"（McManus and Shafran，2014：108）。简而言之，跨诊断的概括不会忽视每个人的表现的特殊性。

检测自动化消极思维的方法

32

检测自动化消极思维

正如我们在第3个关键点中讨论的，自动化消极思维是情境特异性的并且处在意识边缘的思维。一些来访者能够在没有治疗师任何提示的情况下报告他们的自动化消极思维，然而其他来访者可能"完全意识不到它们"；自动化消极思维是来访者对自身与世界观点的一部分，并且这些思维表面上没有产生歪曲和问题（Persons，1989：116）。通常，来访者更多意识到的是自己的感觉如何（例如，"整个早上我都非常急躁"）而不是与感觉相联系的思维（例如，"我不清楚我为什么会有这种感觉"）。自动化消极思维是治疗师教授来访者的第一类思维，因为这种思维最容易被检测和改善。这不意味着当揭示情境特异性的沮丧思维时来访者将仅仅提供自动化消极思维，也可能包括潜在假设与核心信念。为了将自动化消极思维分离出来，治疗师需要将认知数据分类。

通过帮助来访者认识到每个人都会体验到自动化消极思维，以及当感到沮丧时，这种思维会"突然出现"，治疗师能够将自动化消极思维标准化。这些思维经常会被摒弃、挑战或忽视。然而，当它们与持续很久的情感痛苦相关时，自动化消极思维就会很难出现，而且不符合理性反思和经验性测试，但是对个体来说自动化消极思维表面上看起来是可信的并且反映了被激活的核心信念内容（例如，"我是一个失败者"）。

虽然我们强调检测自动化消极思维，来访者也能体验到自我挫败的自动化积极思维（Positive automatic thoughts，PATs）。有一些这样的例子：有酒精滥用史的一个人决定重新酗酒（例如，"两三杯酒不会有事。我感觉很好。这是我应得的。

好的。加油！"）；一个有暴食症和神经衰弱的人说服自己能吃任何想吃的东西，因为"我不会变胖，因为接下来我会生病"（Cooper et al.，2000）。这种类型的自动化积极思维也需要被检测、检查和改善。

在这一关键点和接下来的几个关键点（第33 ~ 48个关键点），我们探讨了一些检测自动化消极思维的主要方式。询问直接的问题是引出自动化消极思维的最直接的方式。例如，"当你的老板要求你接管一个重要的项目时，你知道那时是什么想法让你如此紧张吗？"如果来访者有能力的话，这种方法能够快速地建立，同时，能够检测这种思维。治疗师清晰明确的问题能够帮助来访者进行内省（如上），而模糊杂乱的提问则没有帮助（例如，"在让你感到紧张的情境中，比如当你和老板在一起的情境，当老板要求你接管一个项目时，你认为什么让你如此紧张，是老板问你怎么想的时候吗？"）。

当一个来访者已经对最初的询问回应"我不知道"时，这个唤起的问题能"撬松"一些自动化消极思维。例如，当一个来访者说当他是众人瞩目的焦点时，他并不知道是什么想法使自己紧张，治疗师询问："当所有的眼睛都看着你、观察着你、审判着你的时候，你在想什么？"当下看起来很焦虑的来访者回复："他们会把我看成肥胖的、不守纪律的笨蛋并且会鄙视我。"治疗师的唤起问题基于这样的假设，即在评估来访者问题过程中的信息收集已经让来访者获得了成长。

一些来访者不能完全意识到其自动化消极思维，这是因为这些思维是来访者世界观的一部分，通过引导来访者以与自身世界观不一致的方式进行想象，这些问题能够帮助来访者揭示自动化消极思维。例如，来访者说他将自己放在了生活任一队列的后面——"我就是这样的人"。治疗师询问："换位思考，仅仅想象你站在队列的前面。如果你做出了这样的改变，你的心里会出现什么样的想法？"来访者的回复揭示了他的自动化消极思维："如果那样我会很自私。也就是说在这个队列中，我的需要比其他人的更重要，我变得自恃清高。我不应该将我自己放在队列的第一位。""我不应该……"需要被进一步探究，因为那可能来自潜在的信念（我们说"可能"是因为在认知行为治疗中你总是在检验，且不确定你自己是对的）。

33

引导发现法

引导发现法（guided discovery）是治疗师使用探索性问题来推动来访者"走向他们自己的'认知自我发现'的过程"（Clark and Beck，2012：8），例如从"它是关于……的东西"到"它特别是关于……的"——精确定位产生干扰的想法。这种引导式发现的方法是源自希腊哲学家苏格拉底（Socrates）的苏格拉底式提问，他试图"通过揭示已经隐含在已知中的事物或揭示矛盾和混乱的问题以及对立的观点来揭示真相"（Blackburn，2016：133）。显然，我们不把来访者视为"对立方"，指出"矛盾和混乱"旨在提高他们的批判性思维能力。

基于苏格拉底式提问所获得的相关信息，来访者经常会这样说："我早就知道了但是我不想承认。"治疗师真正的好奇心能够驱动苏格拉底式提问进而能理解来访者的观点，而不是先验地确定他会听到所有预期到的答案。贝克等人（Beck et al.,1993：103）指出"问题的措辞应该能激发思维和加强意识，而不是要求一个正确的回答"，例如，两种措辞方式分别为："你知道为什么你接受如此严重的批评吗？"和"批评使你相信你是低人一等的，不是吗？"同样，通过苏格拉底式提问的引导发现法，来访者可以提供她自己的答案而不是依赖于治疗师的解释，因为治疗师的解释将来访者放在一个"妥协的位置——因为同意比不同意更简单，不同意会显得忘恩负义、不随和"（Blackburn and Twaddle，1996：8–9）。如果来访者确实相信她处在一个"妥协的位置"，她可能不太愿意透露可能更适合理解她问题的其他想法，为来访者提供答案的其他问题包括：

● 他们将其视为标准答案，而不是针对他们的特定问题量身定制的。

● 认为想法是被强加给他们的，因为治疗师试图建立权威和 / 或炫耀"智慧"；并且，治疗师暗示他没有什么需要从来访者那里了解的。

● 破坏协作经验主义（collaborative empiricism）的精神和实践，即来访者和治疗师是解决问题的共同调查者（见第 11 个关键点）；"当临床医生使用苏格拉底式提问技术，而不是试图对来访者的思想、感受和行为做出权威的解释时，协作经验主义的立场可能最能体现出来"（Ledley et al., 2010：86）。

● 当来访者等待治疗师提供下一个解决问题的小妙招时，实际上鼓励了来访者精神上的懒惰。

● 削弱了来访者发展为自我治疗师的能力，即独立解决问题的能力。

如果鼓励个体"让他们的大脑承受压力"，并在治疗师的提示下自己思考问题，他们通常会对自己的新想法有更强的拥有感（Dryden and Neenan, 2015）。

因为苏格拉底式提问需要来访者思考它们的答案，在来访者看起来没有能力或挣扎着回答问题时，治疗师应持有一种谨慎的态度，治疗师对这种情况的过快反应会成为不成熟的干预，"打断了来访者的思维过程并且瓦解了苏格拉底式提问的目的"（DiGiuseppe, 1991a：184）。以我们的经验来看，反应太快是因为治疗师对长时间沉默感到尴尬或者治疗师因为来访者在治疗中前进缓慢而没有耐心，这预示着治疗师的能力不足。在下面的例子中，治疗师为了揭示来访者的自动化消极思维而使用引导发现法。

来访者：某个晚上我坐在家里，看着窗外的雨，我开始真的感到很沮丧。我不知道我为什么会产生这种感觉。

治疗师：我们可以一起来看一下能发现什么吗？（来访者点头）你能记起来当你看着外面的雨时你在想些什么吗？

来访者：仅仅想到对于户外活动来说这是一个糟糕的夜晚。

治疗师：当时你很高兴吗？

来访者：是的，在那个夜晚。但是我似乎经常待在家里。

治疗师：你为什么"似乎总是待在家里"？

来访者：因为我没有地方可去，没有人可以拜访。（来访者心情低落并且盯着地板）

治疗师：对你来说"没有地方可去，没有人可以拜访"意味着什么？

来访者：我的生活很枯燥、无聊。我随波逐流，没有未来，也不可能幸福。

治疗师：是不是这些想法（自动化消极思维）使你沮丧？（来访者点头）

帕德斯基（Padesky，1993）将引导发现法称为"认知治疗的基石"，并且为了精通使用引导发现法进行了很多实践。然而，如果治疗师直接解释如何解决问题可以明显地对来访者产生帮助，那么治疗不需要毫无成效地坚持苏格拉底式提问，这会转变成"心理折磨"，并且伴随着一系列来访者"我不知道"的被激怒的回答。一旦进行了直接解释，治疗师能回到苏格拉底式的风格，即询问来访者对于解决方法的意见。除了苏格拉底式提问，引导发现法的另一种方式是行为实验（behavioural experiments）（见第 59 个关键点）。

34

使用意象

术语"认知"包括想象和思维。一些来访者可能发现在明确的情境下指出他们的自动化消极思维是很困难的，但是治疗师可以询问这些来访者，如果来访者在心里产生情景的想象或图片，情景是否更容易获取（例如，"我想象当我进入房间时每个人都背对我"）。在这个例子中，为了引发来访者的伴随思维，治疗师可以询问来访者认为这个想象有什么意义（例如，"我失去了他人的尊重，并且再也得不到了"）。使用意象可以帮助来访者重新体验过去的情境并且揭示和这些情境有关的"热（充满感情的）思维"（hot thoughts）。例如，来访者说她不知道为什么走在大街上的时候感到焦虑，治疗师要求来访者用现在时态想象这个情景，好像现在正在发生。

来访者：我走在大街上。我感到不舒服。我觉得每个人都在看着我，所以我低下了头。

治疗师：如果你低下了头你看到了什么？

来访者：我经常低头并且尽可能快地结束购物。

治疗师：但是你想象抬起了头，看看四周。你看到了什么？

来访者：（看起来变得紧张）我看他们盯着我，评判我。我讨厌这样。

治疗师：他们在评判什么？

来访者：（变得伤心）我的外貌。

治疗师：用什么方式？

来访者：他们认为我很丑，可怕。我是看起来像大象一样的女人。他们拿我开玩笑并且嘲笑我。我不能忍受了。

治疗师：当你走在大街上的时候是不是这些想法使你感到焦虑？

来访者：（安静地）是的。

拉扎勒斯（Lazarus，1984:20）表明"理解想象在我们日常生活中的作用，可以为本来无解的问题提供线索"。这样的问题就是来访者在本应很开心的情景（如结婚）中感到焦虑，并且标准的认知行为疗法的提问无法解释这一焦虑。治疗师可以使用升级技术（step-up technique）（Lazarus，1984）使来访者焦虑的问题变得清晰。升级技术是治疗师让来访者想象自己的婚姻生活正在展开，并且治疗师不断"升级"想象（及时向前推进）直到焦虑思维产生的时间点："我在想象中能看见，我开始无法忍受妻子的不良恶习，我怨恨她已经多于我爱她，如果我离开她，她会崩溃的，所以我困在了婚姻里，并且感到不开心。"

想象在心理障碍的发展、维持和治疗中发挥着重要作用（Hackmann et al.，2011）。

35

做出建议

即便治疗师如同苏格拉底式提问者一样有技巧（见第 33 个关键点），在治疗中也会经常出现一个问题，即来访者做出"我不知道"的回应，而治疗师进一步的问题并没有帮助来访者找到克服其认知障碍的方法。为了解决这个障碍，治疗师可以基于来访者的个案概念化或临床经验做出建议。在下面的例子中，来访者说"我真的不知道为什么当我只是读报纸或看电视时，会感到如此内疚"。

治疗师：（从概念化中读到）你的一个潜在的假设是"如果我没有一个正式的工作，那么我就不如其他人"。现在你因为生病已经失业几年了，并且你说你尝试学习很多东西，来证明在家里工作和别人一样好。可以这么说吗？你将读报纸或看电视看成一种放纵、懈怠，你觉得你应该努力。
来访者：是的，确实你说的很对。那是放纵。我应该努力工作来弥补我没有正式工作的缺憾。我不应该浪费时间。如果没有完成我的日常工作清单，我就感觉我是失败者。（最后四句话是来访者的自动化消极思维。）

在这个例子中，治疗师的建议为来访者的有效内省提供了刺激；当来访者并不需要治疗师的建议时，治疗师做出进一步的建议是无效的，当治疗师为来访者做出过多的思考，即提供过多的建议时，来访者会变得很被动。如果来访者同意治疗师关于放纵的说法，但是对同意没有做出详细阐释，那么治疗师应该这样问："这种放纵是如何使你感到内疚的？"这个问题是用来评估来访者是否真的认同治疗师的建议（例如，"我同意你，仅仅是因为我不想显得执拗"）或者评估治疗师的建议在为问题提供答案方面是否真的有帮助。

当来访者陷入特定情景下的自动化思维中，刺激来访者进行反省的另一种方法是，治疗师可以提出一个跟来访者的预期相反的想法（Beck，2011）。例如，来访者不确定为什么当一个有魅力的女士约他出去的时候，自己会感到如此焦虑。治疗师说："你焦虑是因为你认为她把你看成她的完美男人。"来访者回应："正相反，我认为无论是床上还是床下我都会让她很失望。我不能达到期望（自动化消极思维）。"治疗师可以通过苏格拉底式提问来弄清楚为什么来访者认为他会让女士失望以及来访者会辜负谁的期望——是他自己的期望还是他想象中女士对自己的期望。

36

会谈中的情绪变化

在每个治疗阶段的任何时候，来访者的情感状态都可能发生改变。治疗师需要对这些情绪变化保持警惕，因为这些情绪变化对于进入来访者的思想是很重要的。这些改变既可以是明显的（例如，变得生气），也可以是微妙的（例如，瞳孔缩小）。来访者也许正在面无表情地谈论一件事，但治疗师通过一些举止能推断这是情绪的变化：

治疗师：那是一声叹息。那时你是什么感觉？

来访者：失落。

治疗师：当下你心里想到了什么让你如此失落？

来访者：我已经错过了很多事情。太浪费了。为什么我不能抓住这些机会并且充分利用呢？

治疗师鼓励来访者回答他自己的问题，这样可以帮助来访者将问题内隐的意义外显化。

来访者的经历所具有的意义的完整性是很重要的。有时，人们赋予情境的意义可能并不是完全被系统地阐述出来的，而是被治疗师提取出来的……仅仅依赖于当下自动化思维的原始数据，治疗师会错过关键的但是没有被表达的意义。

（Beck et al., 1979: 30; 在原文中被强调）

现在治疗师确定了来访者最后的自动化思维。

治疗师：你刚刚问自己的问题的答案是什么？

来访者：我没有勇气成功。我的生活中没有任何重要的东西。在生活中我错过了无数次机会。（来访者变得伤心，并且慢慢摇头看着地板）

来访者的回答充满"热思维"。这些思维"与心情关联最大……并且会产生情感负荷"（Greenberger and Padesky, 2016: 61），这些思维是需要被引出和更改的最重要的自动化消极思维。认知行为疗法不关注自动化消极思维本身，因为这些思维中的大部分对于理解来访者在特定背景下的情绪反应是不重要或不相关的。所以治疗师为了从中找出混合在其中的"热"思维可能需要帮助来访者梳理大量的自动化消极思维（见第 46 个关键点）。治疗师鼓励来访者生动地想象问题情境，就像情境当下正在发生一样，这种想象通常会加快发现"热"自动化消极思维。

37

通过发现事件的特殊意义来发现来访者思维

　　布莱克本和戴维森指出"来访者会经常谈论一些事件，就好像这些事件导致了这些不好的感觉。治疗师能通过探明事件的隐含意思来补充缺少的一环（解释）"（Blackburn and Davidson, 1995:73）。在接下来的例子中，来访者相信是情境使他感到羞愧：

情境	情绪
去学校接儿子迟到 10 分钟	内疚

　　来访者陈述如果他准时到学校那么他就不会感到羞愧，并且以此来支持他的观点，所以"当然是情境让我感到羞愧，因为我出现得太晚了"。对于治疗师的询问，来访者暂时同意并不是每一个父亲（或父母）去学校接孩子迟到后都会感到羞愧。将这种开放性加入来访者的思维中后，治疗师可以问来访者去学校迟到对他意味着什么：

情境	思维	情绪
去学校接儿子迟到 10 分钟	当我没有及时去学校接儿子们，儿子们很担心，我不应该让他们这么担心。我是一个坏爸爸，我让他们经历这种折磨	内疚

因此，治疗师向来访者证明了他对情境的解释调节了他的感觉，感觉并不是情境本身直接决定。来访者回答："这很有道理。如果我已经迟到了，并且我的儿子们正玩得很开心，那么我就会感到很放心，而不是内疚。"如果即使他的孩子们"玩得开心"，来访者在他迟到时仍然感到内疚，那可能是因为他违背了他给自己设定的严格道德规则，例如"我接孩子不能迟到""迟到表明我没有尽到父亲的职责"（见第 68 个关键点）。治疗师在咨询室里将情境 – 思维 – 情绪序列写在白板或翻转图上，这样能够帮助来访者更加客观地看到那些关键的认知，这些认知能强烈地影响他对事件的情绪反应。

在认知行为疗法中使用的一些思维记录表格将情绪纵列放在情境纵列之后，放在思维纵列之前。这对于我们来说很奇怪，我们同意道布森（Dobson and Dobson，2009）的观点：这些特殊的表格与情绪障碍的认知模型是相矛盾的，更不必说，不使用这些特殊表格的情况了。

38

感受聚焦

贝克将情绪称作"通向认知的捷径（简短而容易的方式）"（Padesky，1993a：404），并且帮助来访者激活和探索他们的感觉经常会揭示重要的自动化消极思维。例如，来访者说他对父亲对待自己的行为感到愤怒，但是不愿意告诉父亲，治疗师会鼓励来访者想象他的父亲就在咨询室里，正坐在他对面，治疗师鼓励来访者"告诉他你的感觉"。

来访者：（和父亲谈话）我对你很生气。上周六我叫你出去喝一杯，你说你很忙。为什么当我试着为我们两个安排一些事情时你总是很忙？我经常感到你将我推开。为什么你要这样对我？

治疗师：为什么你认为你的父亲经常把你推开？

来访者：（变得伤心）他不爱我。我不像我哥哥，我父亲总是觉得我不够优秀。如果可以他会和我脱离关系。我从没有做过让他满意的事。（热思维）

通常格式塔治疗（完形治疗）会像上面一样使用空椅子，而认知行为疗法不会。认知行为治疗师会使用其他治疗方法中的技术，但是这些技术要在情感障碍的认知模型的框架下使用（Clark and Sreer，1996）——在上面的例子中，其他疗法技术的使用是为了引出热思维。

第三部分　认知行为治疗实践

为了"抓住"自动化消极思维，来访者可以保持写情绪日记，并且记录情绪改变。迈克尔·弗里（Michael Free，1999:61）将抓住自动化消极思维比作抓一个非常害羞的动物：

> 我们已经找出自动化思维的习惯。我们能够寻找它的痕迹和遗漏。通过自动化思维产生的情绪，我们能够得知自动化思维的方向……一阵焦虑，一阵难受的感觉，一道怒火。对这些迹象进行监视和观察，能够捕捉到这些自动化思维。当你使用这些迹象，你会发现更多的自动化思维，直到你能够用完整的句子将它写下来。

例如，一个来访者将情绪记在日记里并标明当他的老板要求他处理突发的任务时产生的短暂恐慌，以及"窥探到"的部分自动化思维，"我的天啊！"通过将这些恐慌有规律地记录在日记中，记日记对于她来说已经成为一种习惯而不是令人震惊的活动，她最终会看到全部的自动化思维："天啊！我已经开始使用我的主动权。我会把事情搞得一塌糊涂。我的老板会认为我真的是没有能力并且后悔提拔了我。"

如果来访者使用一个缺乏情感的词汇 [例如，使用"坏的（bad）"来形容他所有的感觉]，治疗师可提供一些信息来拓宽来访者对事件的情绪反应：

> 例如，当我们将自己看成一个失败者并且离开他人时我们会有坏的沮丧感；当我们做了一些本不应该做的事情，或没有做本应该做的事情，并且认为自己是个言行失当的、糟糕的人时，我们会有坏的内疚感；当别人在不应该的情况下让我们失望时，我们会生气，并且我们有坏的受伤感；当别人发现我们的缺点时，我们不敢直视他们的眼睛并且开始回避他们，我们会有坏的羞愧感。以上这些

不好的体验让你想起了什么事情吗?

来访者说他有"坏的受伤感"因为当他为了给家庭带来好的生活长期在外面工作时,他的妻子出轨并且他不能忍受这种"背叛,所以为什么当她这样对我的时候我要和她说话呢?"

39

做最坏的假设

威尔士（Wells,1997:58）认为"在治疗对话中引出自动化消极思维的最有效的问题之一就是'如果……会发生什么最坏的事情'"。弗里曼等人（Freeman et al.,1993）提出治疗师只有在如下情况才能使用这一问题，即相信来访者有能力理解问题假设的本质，并且能对很危险的事情做出适当的回应，以及从"如果我能处理最坏的结果，那么我能处理比这好的其他任何事情"这个想法中受益。除此之外，这个问题能指出最坏的结果是否基于对未来事件的高度曲解，例如，"如果我考试失败我的整个生活都会被毁灭"或者"我特别害怕飞机失事，我会尖叫着跑在走廊里，呕吐在每一个人身上"。在下面的例子中，治疗师要求一个行为表现焦虑的来访者考虑最坏的结果。

来访者：我的表现会很糟糕。

治疗师：那是对你表现的概括性描述。你在哪方面最焦虑？

来访者：我和别人谈话时会很紧张，我会变成大舌头。

治疗师：如果你变成大舌头，最坏的结果是什么？

来访者：我会僵住，我说不出话来。

治疗师：那是最坏的结果吗？

来访者：不是。最坏的事情是我会被当成一个骗子，一个紧张的残疾人，我的职业诚信会受到损害。（已经识别出来访者关键的自动化消极思维或热思维。）

如果来访者能够想象恐惧并想要面对它，那么也能使用最坏的假设（例如，疾病终末期、长期关系的结束）；或者当来访者不想直接面对最坏假设，但是它在治疗中持续使来访者分心时，治疗师就可以指出："你说你对儿子奇怪的行为感到担心，因为你认为他对另一个男人太友善，但是我认为你最担心的是你的儿子可能是同性恋，这是在治疗中不能避免的主题。事实是像我所说的这样吗？"（来访者承认"同性恋问题是我真正担心的问题"。）

40

情境暴露

　　为了引出热思维，来访者同意面对他们通常会回避的恐惧情境时，情境暴露就会发生。在安全的咨询室里来访者可能很难获得这些思维，因为没有可以触发思维的情境，来访者可能会降低思维痛苦的本质（例如"我真的变得很蠢，我明知道不好的事情不会发生在我身上"），或者来访者可能有一些类似不好的事情将会发生的思维并且会很快速地离开情境，但是现在不能详细说明他认为将会发生的糟糕的事情是什么。治疗师通过鼓励来访者进入恐惧的或想要逃避的情境中，能够激活来访者的热思维。例如，一个来访者害怕在公共场合吃东西，但是不知道为什么，治疗师陪伴他进入了一个小的咖啡馆。

来访者：我感到当我吃饭时每个人都在看着我。我感到很紧张和燥热，我的喉咙很干。我不能咀嚼并咽下食物。

治疗师：你认为如果你待在这并且继续吃东西会发生什么？

来访者：我会很尴尬。

治疗师：在哪方面？

来访者：我会很紧张。我不能吃下食物并且会被噎着。接着我会吐出来或者会流口水。我会有一个不好的形象。人们对我的行为会表现得很害怕并且很恶心地离开。（最后四个思维是关键的自动化消极思维。）

　　这种对当下逃避情境的暴露产生了关键的评估数据，这些数据是来访者坐在治疗师办公室所无法表现出来的。为了记录来访者的思维，治疗早期需要治疗师陪伴来访者度过这种情境，切身体验是认知行为治疗师活动的一部分，因为来访者难以在这种情境下独自面对恐惧。

41

角色扮演

当来访者在与他人的问题中无法揭示关键思维时，便可以使用角色扮演。治疗师扮演的是那位和来访者有人际冲突的人。其中很重要的是，如果想要角色扮演得很逼真的话，治疗师需要关注来访者所描述的人的特点（例如，如果来访者说他的同事很粗鲁和唐突，那么治疗师不应该在角色扮演中表现得很礼貌，否则会破坏角色扮演）。在下面这个例子中，治疗师扮演了来访者的一位朋友，这位朋友经常批评和命令来访者。来访者想要了解自己为什么能够容忍他的所谓的朋友的行为。

治疗师：（角色扮演中）你说好 7 点钟来接我。为什么你迟到了？

来访者：对不起，我的车出了一些问题。

治疗师：下次不要再发生这样的事了。我今晚有一个聚会。我希望你今晚能来。

来访者：可以，我会去的。

治疗师：除非我幸运地遇上一对鸟，否则你就要开车来接我然后再回家，接着你就可以随便迷路了。

来访者：（看起来变得很紧张）可以。我不会耽误你的。

治疗师：（跳出角色）你现在有什么想要说但是当时没有说的话吗？

来访者：我想告诉那个傲慢的混蛋滚开！

治疗师：是什么阻止了你？

来访者：他会把我赶出这个团队。

治疗师：如果他把你赶出来了呢……?

来访者：（沉默）我就没人可以交流，只能四处闲荡。我会感到孤独，成为一个悲惨的例子。我的生活已经够空虚的了（自动化消极思维）。

治疗师：就是因为这个，你容忍他的行为以避免出现那样的结果?（来访者点头）

42

特定情境分析

当来访者用概括的术语来谈论她的问题时，治疗师很难找到她的自动化消极思维，因为缺少关于问题的具体例子。同时，相比起一般的情况（例如，"我很担心我的不守时"），在特定的情境下，情绪体验会更加强烈（例如，"当我需要参加一个会议快要迟到的时候，我感到特别害怕"）。鉴于以上原因，对于治疗师来说，在特定的情境中捕捉到来访者的普遍问题是非常重要的。

来访者：没有特定的情境。我总是一个焦虑的人，仅此而已。

治疗师：你对前来治疗感到焦虑吗？（来访者点头）在此时此刻，你脑中的什么想法让你感到焦虑？

来访者：如果你无法帮助我会怎么样？如果这个治疗是在浪费时间怎么办？如果你对于我的想法的理解是混乱的，那么这种治疗可能会使我变得更糟。（自动化消极思维）

与其让来访者把对治疗的担心隐藏起来，治疗师不如帮助来访者把它分离和抒发出来，这使治疗师能够找到理解来访者主观感受的切入点。当一个来访者像上面的对话那样表达想法的时候（"如果……"），为了消除任何潜在的疑问或者歧义，治疗师需要帮助来访者将这些疑问进行更加清晰的表述："你跟我见到的所有的其他治疗师一样，不可能帮到我，我是不会改变的"和"治疗只能是浪费时间，我最好现在就离开"。当来访者清晰地表达时，就能够有效检查出自动化消极思维，这使治疗师可以做出恰当的回答。

43

短语中的自动化消极思维

这意味着自动化消极思维可以

像电报那样由几个重要的词汇短语组成："孤独……生病……不能理解……癌症……不好。"一个单词或者一个短语可以作为一组痛苦记忆、害怕或是自责的标签。

（McKay et al., 2011: 18）

当自动化消极思维以电报式风格出现时，就跟它们被表述为问题（参考前面的关键点和第 46 个关键点）时一样，会难以被发现和做出回应。在如下的例子中，治疗师就在澄清来访者的短语式回答：

治疗师：当你没有得到晋升的时候，是什么想法出现在你头脑中的时候，你觉得非常生气？

来访者：典型的……不能再发生……为什么是我？我就是这么想的。

治疗师：将你说的这些词语扩展成句子对我们来说是非常重要的，这可以帮助我们了解到这些词语背后的深层意义。可以吗？（来访者点头）你能将你说的"典型的"表达得更清楚一些吗？

来访者：典型的就是典型的，我不知道还有什么说的了。

治疗师：好，比如说，当你没有得到晋升的时候，是否意味着你的公司以典型的公平和诚实的方式行事。

（当治疗师假设出来访者的真实反应后，反而抛出一个与之相反的意义；参考第35个关键点的最后一段。）

来访者：不可能！这是那些混蛋做生意的典型的方式——取决于你认识谁，而不是谁有成就，谁就能得到提升。（第一个自动化消极思维）

治疗师："不能再发生"是什么意思？

来访者：这是我第二次没有得到晋升了。

治疗师：如果这是真的，对你来说意味着什么？

来访者：这是公司反对我的一个阴谋，因为我不遵守规矩。（第二个自动化消极思维）

治疗师：接下来，你能把你说的第三个想法"为什么是我"解释一下吗？

来访者：他们跟我不对付，因为我说出了我的想法，而不是像我的有些马屁精同事一样。（第三个自动化消极思维）

治疗师：到现在我们是不是得到了所有短语背后的意义？

来访者：我想是这样的。如果有哪些新的想法出现，我会告诉你的。可以这么说，我们已经把简短的词转化成长的了。

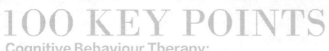

44

症状说明

在第 40 个关键点中，我们期望受到鼓励的来访者暴露他们自己在通常情况下都回避的令人恐惧的情境，以便打开他们的热思维。威尔斯（Wells，1997:67）解释了另外一种依靠暴露身体的内在线索进行的暴露疗法。引出的躯体感觉或者认知症状是偏见和误解的焦点，这些可以带我们找到更大范围的认知关注方面的危险。在惊恐障碍中，来访者害怕引起一些具体的躯体感觉，比如呼吸困难、心悸或头晕是即将发病的一些信号，他们会感觉到窒息、心脏病发作或晕倒（参考第 31 个关键点）。鼓励来访者进行内感受器暴露的练习（比如，诱发所恐惧的身体感受），诸如在原地跑、坐在椅子上旋转、屏住呼吸、把头从一边摇到另一边，或用力呼吸，这会引起灾难化的认知（Clark and Beck，2012）。例如，一名来访者通过细吸管呼吸了两分钟，变得呼吸困难，觉得自己快要窒息而死，只有深呼吸或者去外面呼吸一些新鲜空气才可以拯救自己。

健康焦虑（疑病症）是"包括关注自身会得重病或者害怕自己得重病的一种情况，但医学检查已经证明了这些病在他身上是不存在的"（Willson and Veale，2009:3）。疑病症的一个重要因素就是这个人会花大量的时间去关注自己身体的一些感觉或变化（注意固着）。选择性注意实验告诉来访者如果关注一些平时不怎么注意的身体感觉（如刺痛、疼痛）会增加她对这些感觉的警觉感以及紧张感；她如果之后继续关注这种感觉，则会得出自己一定患上严重疾病的焦虑性结论，比如"这些刺痛意味着我得了多发性硬化症"（热思维），并且再去找医生。当他的关注点向外转移时，来访者的这种对自己躯体感觉的注意就会减轻。

45

行为作业

在引导出来访者的自动化消极思维有困难时，这些方法是可以用到的。比如，一位来访者说他如果把之前备用的房间清理了，就会感到一种莫名其妙的难过，但是"我非常需要把这间屋子清理出来为客人做卧室"。他答应了从这周开始每天记下自己想法的任务（日常想法记录）（见第 47 个关键点和附录 2）。在接下来的一次会话中，他说当他清理自己这些"旧东西"的时候，激发了一些与现在相关的年轻时的一些美好回忆："生活中那些幸福的片段就在我的身后。可是现在的一切看上去都是无趣的、灰色的。那么我的生活去哪儿了？"（自动化消极思维）。另一位来访者为自己的拖延所困惑，他要给学术杂志投一篇文章，但是他为自己"什么时候去着手做这件事"之前的拖延感到困惑。他说，他将在当晚开始并且记录下自己在此期间相伴而生的想法。在接下来的一次会话中，他的日常想法记录解释了他是如何通过想象自己文章被拒或者主观臆测的场景来使自己的情绪变得糟糕的："他们怎么能如此对待我的劳动成果。他们是谁？凭什么批判我？等我辛苦完成了我的全部工作后，他们自然就接受我的劳动成果了。我才不会让这些糟糕的人把我的文章拆得支离破碎而降低了我的档次！"（热思维）。

有些时候，行为作业也可以在会谈中应用，这样做是为了揭开来访者的自动化消极思维。一位来访者答应开始填写她认为"无聊的"自我认知模式表，但是没过多久她就对这项任务感到沮丧了。她把那些表单撕掉并扔到了地上，并说道："这也太无聊了，我没办法弄清楚这个。这该死的表格让我觉得自己很愚蠢。"（热思维）另一位来访者拒绝对当地的企业做电话自我推销，即便这是把他介绍给这家公司并让自己成为一个压力管理培训师的关键一步，他答应了在咨询室里做一次电话自我推销。这通电话持续了几分钟后，来访者挂断了电话并深深地叹了一口气，说道："他们不感兴趣。"当治疗师问他，这对他意味着什么的时候，他说："我感觉他们将要拒绝我了，他们对我说的不感兴趣。每一次的拒绝都在摧毁我的自信心。"（自动化消极思维）。电话自我推销就成了他的热（牵涉到情绪的）问题。

46

从少数重要认知数据中发现关键的自动化消极思维

就像戴维·克拉克（David M.Clark）所发现的那样，不是所有的自动化思维都是有临床意义的："任何人在陷入困境的时候都会有大量的消极思维，但是其中绝大多数都是完全无关紧要的，确实在某种程度上可以算是垃圾。它们没有驱动系统的功能。"（Weishaar，1993：112）因此，治疗师需要做的是从来访者流露的认知中小心地筛选出一些热思维，并查明这些热思维在情感上带来的伤害。比如说，来访者可能提供的是在一些特殊情境下的思想反应而不是真实的想法——就像这位来访者在董事会上沉思时所做的那样："嗯。我想我会感到焦虑，当我没有给主席提供准确数据的时候我想知道他会怎么看待我。还会有一些诸如此类的想法产生。"为了揭开真实的想法，治疗师通过想象帮助来访者在此时重新创建董事会事件发生的情境："天啊！我的表现那么不称职，主席已经对我失去了信任，我没办法再在这个公司工作下去了。"

来访者通常容易报告一系列与自己困难相关的想法，然而却忽视了真正导致自动化消极思维的想法。在接下来的这个例子中，来访者说她对她女儿的行为感到"十分内疚"，但是当她谈及这个问题时，诱发内疚感的那部分想法却不是很明确。

来访者：我对我女儿的成长感到内疚。你知道的，比如说在外逗留太晚，逃课，与不好的公司签约，她不像我告诫她的那样做。我会问自己"她是吸毒了吗？

如果她一直以这样的状态下去，那她到底将发生什么事？"这些事情一直在我的脑子里。或许我应该不再想她，这样就一劳永逸了。她让我变得疯狂。

与第一个想法并行的是包括来访者评估自己和情境的第二个想法。治疗师帮助来访者去"收听"自己的第二个想法，目的是找到使她痛苦的那部分。

治疗师：你说你对女儿的行为感到十分内疚。是什么想法让你感到如此内疚呢？

来访者：我没有把她抚养好。她之所以有那样的行为是我的错。如果我是一个好妈妈的话，她不会像现在这样的。我不是一个好妈妈。（自动化消极思维，潜在的假设是"如果我是一个好妈妈，那她就不会这样"，核心信念是"我是一个坏妈妈"。要将她的这些认知分类，需要与来访者进行讨论并由来访者确认。对于自动化消极思维的询问并不意味着这全靠治疗师一个人就可以了！）

贝克（Beck，2011）认为，在表达自己想法时来访者经常有所修饰，而不是说出真实的想法。比如说，当治疗师问当她每次志愿工作到很晚的时候，她是怎么想的，她回答："我之前的职业有不确定性（解释），我这么做是在做出补偿。"来访者的"之前的职业不确定性"是一连串"漫无目的的工作。现在我知道要做什么了，我正在弥补之前浪费掉的那些时间"。带着这些信息，治疗师问："是什么想法驱使你去补偿浪费掉的时间？"来访者回答："为了向我的老板和同事证明我是优秀的并且能像他们一样胜任工作。"

当来访者被问及"你正在想些什么"这类问题时，他们会迅速用带有修辞的方式来回答，例如，"我怎么能那么做？""这样的尝试有什么用？"或者"为什么这些情况总发生在我身上？"对于提问者来说，修饰性的问题不是在寻找一个回答，因为提问者已经给了回答者足够的暗示。这种问题是富有情感思想的。每一个来访者都被治疗师鼓励去回答他自己的问题，以明确被暗示的东西是什么——"因为我是邪恶的，所以我做了坏事"（内疚），"这根本没有尝试的意义，在我这里没有一件事情是顺利的"（抑郁），以及"这种事经常发生在我身上。这就是我生活中的故事。这不公平"（愤怒和痛苦）。

47

分离情境下的所思所感

　　认知行为治疗认为，是我们对事件的解释影响了我们的情绪反应，而不是事件本身。因此，如果来访者从认知行为治疗中获益，那么让他们认识到其中的关系是非常重要的。当来访者在探讨他们的问题时，他们的表达通常是以一种混乱的方式进行的，他们很难在情境、想法和感受之间做出区分，并且他们通常责备是情境本身使他们有了某种感受，比如："我的丈夫每个周末的早上都去打高尔夫，这让我感到非常生气。"为了向来访者说明他们在表达对一件事情的情绪反应时他们的想法在其中的中介作用，要教他们如何使用日常想法记录表（DTR，参见附录2）的前三列。

　　DTR是一个五列的表格，可以帮助"来访者区分情境、想法和感受，识别不准确的想法，并展开更平衡的评估"（Tinch and Friedberg, 1996: 1）。DTR表格可以有超过五列，使用另外两列考虑支持和反对来访者热思维的证据，这两列提出了认知行为治疗中最重要的问题："证据在哪里？"（Greenberger and Padesky, 2016: 70）。这些表格需要适应来访者的学习能力和兴趣，有些人会认为五列和七列在精神上太费力而无法遵循和填写。诸如"垃圾想法"与"应对想法"之类的两栏思维记录对于一些人来说看起来和思考起来都会更容易（见第12个关键点）。如果这仍然太多，来访者可以学习应对的陈述方式，例如，在某些情况下要控制愤怒情绪，可以说，"别生他的气，这让我感觉很糟糕（气愤）"。

　　在治疗的早期会话中，为了在实践中检测自动化消极思维，以及让来访者认识到在特殊情境下自己是怎样把体验到的痛苦情绪与自动化消极思维结合起来的，来访者被告知先关注前三列的内容（情境、思维和情绪）；一旦来访者可以做到这些了，他们就可以把注意力转向挑战他们的自动化消极思维。例子如下。

情境	自动化消极思维	情绪
丈夫在周末的早上去打高尔夫	"他应该想要跟我在一起，但是他没有，这意味着他不爱我了。为什么高尔夫比我还重要？我变成了高尔夫寡妇并且他并不在意"	生气

　　要求来访者使用 0 ~ 100% 来评估自己自动化消极思维的可信度和情绪的强度。来访者评估自动化消极思维的可信度在 80% 并且生气强度在 85%。这些评分结合起来就可以确定进一步分析的临界分数，因此非常重要，例如：思维和情感的比率低于 50% 的时候就不必探究下去了。然而，因为这太过于机械，如果来访者觉得提供这些评估是无聊的，这时治疗师就应该简化程序（来访者这时通常已经不用评估便能感知到关键的想法以及情绪的强度了）。

　　日常想法记录表在有些情况下是不能让来访者使用的，比如当来访者并不认同这个认知模型的时候（例如，"我的丈夫令我生气。这就是全部的问题所在。"）或者来访者不愿意填写这个表格的时候（例如，"我来到这里是寻求帮助的，而不是来填表的！"）。直到这些问题被解决了，才可以应用日常想法记录的方法。例如，当来访者建立了想法 – 感受联系，治疗师询问她在以下几种情况下感觉如何：①丈夫在周末的早上陪她待在家里并且与她玩笑打闹（"感到高兴，因为他想陪着我"）；②丈夫待在家里阅读报纸（"感到受伤，因为我不想被忽视"）；③丈夫虽然待在家里，但是情绪抑郁（"感到内疚，因为我没有让他做他真正喜欢的事"）；④丈夫待在家里，但是只是做出了好像很喜欢跟她待在一起的样子（"感到焦虑，因为他讨厌我，并且因此可能会去找其他的人"）。填写日常想法记录表会帮助来访者去思考她自身的想法和感受，而不是单纯地因为自己的想法去责备丈夫的行为。贝克等人（Beck et al.,1995）建议鼓励来访者把"他 / 她 / 它让我感觉到"这样的话语转变成主动语态（"我使我自己感到生气"）而不是被动语态（"我的丈夫使我感到生气"）。

很明显，为了使来访者学会在情境、思维和情绪之间做出区分，这需要花费一定的时间和努力，并且还会经常出错。比如，当来访者在自动化消极思维那一栏写道："我感觉特别焦虑，因为我可能找不到工作"，事实上，"焦虑"应该属于感受那一栏，"我可能会找不到工作"应该写在情境那一栏（这是关于他找工作的真实观点）。为了寻找他的自动化消极思维，来访者需要问他自己，对他来说找不到工作意味着什么："没有一家好公司愿意要我，我将永远找不到好的工作，只能做一些卑微的工作。"

48

区分感受和想法

不是说在一个句子里加入"感觉"这个词就意味着这个句子是表达感受的。人们通常在表达"我认为"的时候会说"我感觉",就像"我感觉我的儿子和我渐行渐远了"。当人们滥用"我感觉……"这句话并被纠正的时候,往往会很生气。"当你说'我觉得我和我儿子渐行渐远'的时候,其实你真正的意思是'我认为我的儿子和我渐行渐远了'。"然而,在认知行为治疗中,做出这样的纠正是至关重要的(而不是不停地迁就来访者),因为通过修正他们不适的想法,他们的痛苦情绪会缓和下来。所以,来访者需要学会区分真正的想法和情感。而且,当来访者的想法确实经历考验的时候,如果没有做这种区分,他们会认为自己的"感觉"受到挑战:

感觉不能公开讨论,它只是一种私人的主观体验。你不能与这种主观状态进行争论,而想法、信念和观点这些东西是可以公开接受挑战的。

(Walen et al.,1992:98)

格林伯格和帕德斯基(Greenberger and Padesky,1995:28)认为,一般来说"情绪(如焦虑、抑郁、内疚、害羞、生气)可以用一个描述性的词汇来表达。如果你在描述情绪的时候用了多于一个单词的词量,那么你可能在描述你的想法"。比如,一个来访者可能会说"我感觉我可能永远克服不了这些困难",这句话可以被治疗师转换成:"你已经有了不能够解决这个问题的想法。在你心里你对这个想法有什么感觉？"接下来，来访者可能用另一个"感觉"来回答："我感觉治疗不会帮助到我。"治疗师可以指出来访者现在给了他两个想法，并接着询问来访者是怎样看待这些想法的："抑郁。"来访者在表达自己的想法时用第一人称单数这一点是非常重要的，例如"我将永远是一个失败者"或"没有人像我一样"，用第一人称是为了让来访者认识到这是他自己的想法，而不是将他们自己与那些想法区分开来——"在这样的情境下一个人会视自己为失败者"或"任何人都会在自己生活中的某些时刻认为没有人像自己一样"（Neenan and Dryden, 2000）。

一些来访者可能会用一个词描述他们的感觉，比如"坏的""废物"或者"狗屁不如"。但不幸的是，即便这些一个词的描述特别生动，但是并不是认知行为治疗师所寻找的表达情感的词语。治疗师通过询问来访者的想法（比如"当我的好朋友需要我的时候，我丢下了他。但是他却总在我身后支持我，我觉得我这么做非常不好"）和行为（比如"我尝试用其他一切方法去弥补他"），治疗师能够解释来访者"狗屁不如"的心情是一种内疚——来访者在对待自己最好的朋友这件事情上违背了自己的道德标准（"我应当像他对待我一样去对待他，但是当他困难的时候我却没有在他身边"）。接下来来访者可以选择使用"内疚感"或者沿用他自己惯用的方式去解释。

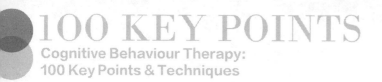
审视和应对自动化消极思维

49

回应

　　一旦来访者的自动化消极思维显现并且理解了情境、想法和情绪之间的不同，他们就准备好以不同的方式去检验自己的自动化消极思维了，这样做可以发展出对他们来说帮助更大并且更加合适的回应（见第 50 ~ 62 个关键点）。贝克等人（Beck et al., 1979 : 164）提出：“治疗师的主要任务是帮助来访者思考怎样合理应对自己的消极认知……去区分对事件的现实解释和扭曲的特殊解释。”在帮助来访者学会“合理的应对方式”时，治疗师应该给来访者足够的时间去思考，因为这可能是来访者第一次尝试针对自己的消极思维形成一些建设性的应答方式。

　　就像我们在察觉自动化消极思维部分时看到的那样，赋予事件的特殊意义（例如，“我的生活完蛋了”）会使应对客观上令人不愉快的场景（例如，“在同一家公司工作 20 年后被裁员了”）变得更加困难。减轻消极感受强度的方法是鼓励来访者以更现实的方式去面对这样的情境：“我生活中关于这个公司的部分确实已经结束了，我对此仍感到沮丧，但是没有之前那么强烈了。我现在意识到，只要我肯去寻找，我的生活还是会有新的可能和机会在等着我。”

　　为了达到这样的效果，来访者要将自己的自动化消极思维看成关于他们自己、他人和世界的一个假设，以便进行理性和现实的检验（见第 11 个关键点）。如果一个特定的自动化思维被证明是准确而不是扭曲的（比如，“目前我没有朋友”），那么就可以探索出应对这种情境的方式，例如来访者学着去询问他人的生活和兴趣而不是总想成为注意力的中心，导致疏远了其他人。

　　在探讨来访者的想法时，检查来访者的自动化消极思维并不是基于治疗师要去证明来访者的想法是错的而自己是对的，治疗师也不能认为自己是咨询室中的检察官并且尝试"抓住"来访者的一些想法（例如，"你说你在这个世界上是孤独的，但是你之前告诉我有些邻居会来看你。所以这不是真的，对吧？"）。治疗师需要发现来访者关于"在这个世界上是孤独的"的私人含义，而不是就这种说法盘问来访者。

　　一些治疗师，尤其是刚入行的认知行为治疗师，可能会（错误地）认为只要他们听到来访者在叙述自己的问题时可能形成认知扭曲，他们就需要立即质疑，而不是让来访者把话说完：

> 对来访者的想法过于吹毛求疵，会产生不好的影响，使治疗关系变得紧张。相反，有经验的认知行为治疗师会记下来访者叙述的关键点并共情回应，然后等待讨论中的自然停顿，总结来访者提到的各种负面认知内容。
>
> （Newman，2013：154）

　　回应的另一个原因是神经可塑性——我们的大脑具有根据我们的学习和经验重组神经通路的终生能力，"仅仅是考虑对一个老旧的自动化消极思想（例如'我知道我会弄错的，因为我很笨'）的另一种解释，随着时间的推移，就可以通过降低这种想法在认知神经网络中的表现强度，从而帮助降低这种想法的力量"（Treadway，2015：95）。"我们每个人在某种程度上都有能力改变自己大脑的结构和功能"（Southwick and Charney，2018：25）。这种可塑性使我们能够学习新的知识和技能，并且"认知灵活性的提高与较高的神经可塑性有关"（Riddell，2019：18）。里德尔认为，那些认为自己太老、太笨或太故步自封而无法改变的来访者，可能会通过学习神经可塑性而得到激励（治疗师在向来访者传递这一观念时需要有创造性和知识性）。

　　对消极想法的回答可能会包括来访者这样的评论："它们似乎很有帮助，我也希望我能更喜欢自己一点，但这些想法并没有让我真正感到有什么不同。"通常，有长期抑郁、羞耻和自我批评问题的来访者，可能会在内心以严厉或疏远的语气表达这些新想法，这损害了他们相信这些想法的能力，从而使他们无法从这些想法中体验到任何情感上的益处。这些来访者中的一部分可能从来都不知道被喜欢或被爱是什么感觉。吉尔伯特将发展同情心作为认知行为治疗中的一个目标，并将这种方法称为同情心中心治疗（compassion-focused therapy, CFT）。同情心中心治疗的目的是：

> 形成有安抚性和安全感的经验，以对抗羞耻和自我批评。特别需要注意的是，重点在于发展自我同情和善意，以形成个人的宽慰系统……一个人不能同时进行自我宽慰和自我攻击。

> (Gilbert, 2009: 211–212)

通过同情心中心治疗，来访者可以开始真正相信并感受到他们对旧想法采取新回应的好处，从而更有建设性地应对他们面临的生活挑战。

50

权衡证据

权衡证据并反对那些特殊的自动化思维可能是认知重建（想法和信念的改变）最普遍的方法（Moorey,1990:240）。例如，一位来访者说"在我身上发生的事情没有一件是对的"，并且列出了从过去到现在的挫折和失败经历来佐证自己的这个想法，并且找不出反例；在他的心里，这"证明了我的情况"：

治疗师：你说你最近搬家了，怎么样？

来访者：很好。

治疗师：那么，搬家对你来说是一件正确的事？

来访者：我想是的。

治疗师：你结婚多久了？

来访者：十四年了。

治疗师：如果让你描述一下这十四年，你怎么描述？

来访者：大部分时间是开心的。好吧，现在你已经发现了两件对我来说正确的事情，或许还有一些事情我现在还没有发现。我现在是不是突然变成了一个积极的思考者？

治疗师：积极的思考通常是不考虑证据的，而现实的思考会考虑。我希望你能尝试着放下你"在我身上发生的事没有一件是对的"的想法，并且思考所有的证据，并不只是其中的一部分（治疗师帮助来访者去发现反对这个想法的更多证据）。现在，你怎么看待你的这个想法？

来访者：好吧，我可能会以一种更精确的方式去表达——"有的时候，我做的事情是对的，但是有些时候不是这样，因此，对我而言正确地看待事情是很重要的。"如果我记住这一点的话，我会感到好一点。这种寻找证据的方法实在是一种压力！

治疗师：但如果能够帮助你提升对自己情绪的控制，这种压力就是值得的。

在什么可以作为证据的问题上，可能会出现困难：通常，治疗师会寻找支持、修正或者否定来访者想法的事实，然而来访者提供的信息是基于"直觉"和未经证实的假设的。对此，纽曼（Newman, 1989）关于哪些信息可以作为客观证据而哪些不可以提出了几点建议：

（1）确定的信息——来访者得到一个"确凿的事实"（客观的、直接的且明确的），类似于"我的妻子告诉我她有外遇"。

（2）观察到的信息——当来访者注意到那些可能指向事实的事件时，他可能会做出不正确的推理，就像"我看见我的妻子在街上跟一个男人说话并且大笑，并且她跟那个男的站得很近，所以她一定是跟那个男的有婚外情"。

（3）推测到的信息——起源于来访者的预感、印象、感觉、直觉，比如"我知道我妻子就是有婚外情了，你知道你知道了什么，你懂我的意思吗？"

纽曼（Newman, 1989）认为，对于治疗师来说，最理想的就是确定的信息。然而，一些来访者提供的是观察到的信息或者推测到的信息，那么治疗师需要明确这些信息的局限性以及利用这些信息的潜在问题，比如，来访者可能基于自己的不安全感（推测到的信息）去指责自己的妻子出轨，然后影响到了他们夫妻之间的关系。

在认知行为治疗中衡量并检测证据的必要性是基于这样一个假设：如果我们的思维更准确地与外部事件（独立于事实的思维）相一致，我们更不可能被扭曲的思维困扰，因此我们的心理健康水平会更高。道布森（Dobson and Dobson，2018）将这种视角称为"现实主义假设"。认知行为治疗师游走于外界世界与来访者的内心世界，并且试图准确地找到那些可能对来访者来说具有私人意义并对其造成困扰的大众事件（比如搬家）。

51

建构替代性的解释

这个技术给来访者展示了看待任何既定情境都有不止一种方法，布莱克本和戴维森（Blackburn and Davidson, 1995: 76）建议：

让来访者列出对于一个情境的多个替代性解释，并且对每一个解释建立现实的可能性，这是一种强有力的技术，因为它并不拒绝原始的消极解释，却与原始解释大不相同，并且将原始解释与更可能的解释进行对比。

在下面的这个例子中，一位来访者认为她的工作坊是"失败"的，因为 20 个评估表中有 2 个是批评性的。

治疗师：好的，这是你对于这个情况的一个看法。那其余 18 个赢得好评的评估量表怎么样呢？

来访者：我认为这是很成功的。

治疗师：还有看待这种情境的其他方式吗？

来访者：他们同情我，这就是他们为什么给了我一个好的反馈。

治疗师：他们有多大的可能性会同情你？

来访者：几乎不可能。他们一点都不感性。在某些方面，让他们满意似乎很难。

治疗师：还有没有其他关于得到有利反馈的解释？

来访者：这是侥幸，是很偶然的。

治疗师：在这个阶段很难说，因为这是你的第一个工作坊。你还计划做更多吗？（来访者点头）除了"这是侥幸"，现在能做另外一个解释吗？

来访者：我的表现很好。

治疗师：还有呢？

来访者：他们来参加工作坊是免费的，如果要付钱，他们不会给这么高的评价。

治疗师：你认为他们会降低标准，就因为他们没有付钱吗？你刚刚说，"在某些方面，让他们满意似乎很难"。

来访者：我非常怀疑他们会这么做。如果是我，我不会这么做。

治疗师：（在白板上写下）总结一下，你最开始关于工作坊的看法是"失败的"，因为在2个评估量表中被批评了。然而，在其余18个评估量表中是赢得好评的，建立在这个事实上的其他解释包括这个工作坊确实很成功、人们同情你、这是侥幸、你有好的工作表现以及人们没有付钱。哪一个解释更可能是我们这次讨论的重点？

来访者选择了"好的工作表现是我相当成功的原因"，然而，来访者还是怀疑自己工作坊的成功存在"侥幸因素"，因此，治疗师建议她在接下来的几个月再多经营几个工作坊，去搜集有关自己表现的资料来解决这个问题："我第一个工作坊的成功，是因为我真的具备主持工作坊的技能还是只是纯粹的运气好？"

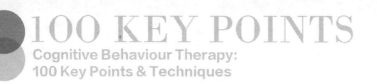
52

识别认知扭曲

在第 2 个关键点我们列举了一些常见的认知扭曲 (cognitive distortions) 或偏见，如臆断（读心）、贴标签和轻率下结论，这些都是人在心烦意乱时会产生的错误信息评估的结果。这些认知扭曲 "反映出在我们进行信息处理时的正常变化，而只有当这些扭曲长期存在或过于极端的时候才会演变成问题"（Kennerley et al., 2017: 193 ）。来访者在就诊时，治疗师会给他们一个有关认知扭曲的清单，并询问他们是否可以清楚地分辨哪种扭曲在他们的思维中经常出现。

比如，一个患有社交焦虑的来访者说："我知道当我走进一间房间的时候，房间里的人们肯定都在想'这个人特别无聊，我得离他远点'，或者即使他们开始跟我谈话，他们也很快就会离开，因为他们认为'他这个人好无趣'。"这个来访者通常快速臆测别人的心理，这是他的一个关键的认知扭曲，并且认为"我坚信我能够读懂别人的心思，这是真的"。此时，治疗师进行一个直观的实验来检验来访者"读心"的能力，治疗师在纸上写"米老鼠"这几个字，但是来访者并不能猜测出来纸上写的什么。

"读心"可以被看作投射的一种形式："这些来访者坚信别人对其自身的看法正是他们自己对于自身的看法。"（Persons，1989:113 ）在上面的例子中，如果来访者认为自己是无聊的，那么他们通常也认为别人看他们也是无聊的。用非扭曲的方式来解读自己的心思并且停止试图去猜测别人的想法对于来访者而言是非常重要的（Neenan and Dryden, 2002 ）。治疗师进行的这些讨论（和实验）使来访者相信他们自己并不是一个成功的读心者："实际上，我并不知道别人是怎么看我的，我可以直接问他们或者通过与他们进行交谈得到一些答案，即使有人认为我是无聊的，那也不能证明我确实是一个无聊的人，只能说明我不能使所有人都觉得我有趣。"

　　来访者另外一种重要的扭曲则是"全或无思维"："人们要么是像我一样非常无聊，要么讲起话来很有趣。""由于你的理解是极端的，那么你得到的情感反馈也是极端的。"（Mckay et al., 2011:29）这些来访者很难识别处于两种极端情况之间的中间地带：这些人被视为既有趣又无趣，比如，"她在谈论她作为医生的工作时真的非常有趣，而只要她一谈论起她最大的爱好歌剧时，我整个人都要睡着了"。一旦来访者学会更多地关注外在环境，而不是过度关注假想的自身不足，久而久之，他会发现他在某些时候对于某些人来讲非常有吸引力，并且也不是他遇到的所有人都像他们自己所认为的那样，谈话引人入胜。

53

发现优势和不足

这个技术可以帮助来访者梳理出坚持一些特殊想法（比如，"独立生活能够使我安全"）或者一些特殊行为（比如拖延症）的优势和不足。通过讨论每一个优势和不足，来访者能够学会修正他们自我防御的想法并进而改变他们适得其反的行为。威尔斯认为"与优势相比，应该努力找到更多的不足……当维持一种行为或者态度的不足大于优势时，个体应该有更大的动力去改变"（Wells，1997:72）。治疗师已经把上面想法的优势和不足记录下来。

"独立生活能够使我安全"

优势	不足
① 我再也不会因为被拒绝而苦恼 ② 没有任何人在我周围烦我 ③ 我能够掌控我的生活 ④ 我不用担心自己会嫉妒别人以及有很大的情绪波动	① 我再也没有感到糟糕的人际关系了 ② 我将失去学习如何在人际交往中变得更加自信的机会 ③ 我能够控制的将是一种空虚的生活 ④ 我所要担心的是情感枯竭 ⑤ 我未来的生活会变得惨淡且孤独 ⑥ 没有了人际关系的日子不能被称为生活，我并不想这样

此外，为了强化这次训练的作用，来访者重新评估了一些所谓的优势："有一个人对我指手画脚——我！——而且她会因为我不再浪漫并沉溺于自怜而让我下地狱。"在练习的最后，这个想法再也没有出现在来访者的脑海里，然而她想学习更多灵活处理人际关系的技巧（"如果我能够以不变应万变，并且不把一段关系的结束视为大灾难，我在一段人际关系中也可以非常安全"）。比如，当来访者被拒绝的时候她感到非常糟糕，因为她被拒绝了两次：一次是她男朋友，另一次是她自己（"如果他离开我，我将无所适从"）。培养灵活观点的一部分是让她学会处理第一次拒绝，并且不产生自我排斥（"他拒绝了我，但是我并不会因为这个而拒绝我自己"）；让她明白"拒绝"对很多人来说是一个充满负荷的选项，即带有自我贬低的意思，比如不够好或没有价值；当遭到拒绝时，可以悲伤和失望，但不是用"我有什么问题？"来自责；并认识到，一段关系的发展往往遵循一种自然规律（即它们会因各种原因结束），是时候继续前进了。

如果一些来访者认为发现优势和不足的技术没有效果，汉娜（Hanna,2002）建议将意图和反意图（这些不会被消极看待）作为他们个人生活中的价值观与目标冲突的反映。比如，一个来访者在最后时刻停止了和伴侣一起买房子的计划，这是由于他对他们之间关系的持久性产生了怀疑。他说他的意图是能够在一段"令人满意的关系"中得到快乐，而他的反意图是能够继续保持单身，"脚踩多条船直至最终找到完美的女人"。治疗师和来访者讨论了这一意图和反意图的细节并进行了重新评估。这说明"脚踩多条船直至最终找到完美的女人"是一个典型的男性幻想，并且他承认真实情况是"自己一个人在家看一晚上垃圾电视"。他选择了意图，但意识到坚持"令人满意的关系"意味着从他的脑海里消除所有的怀疑，因为有怀疑就意味着这段关系一定会失败。他现在接纳了"任何重要的生活决定通常伴随着顾虑而不是能够完全确定的"这一观点。他最终与他的伴侣重归于好，并且一起买了房子。

54

明确语言

这个过程使来访者的思想集中于他们在描述自己或者自己的问题时所用语言的不准确之处。比如，一名来访者由于他的手稿被出版商拒绝了，因此他觉得："由于出版商并不想要它，这让我成为一个失败者。"

治疗师：你说自己是一个失败者，因为出版商拒绝了你的手稿，你所指的失败是作为一个作家、男人还是人？

来访者：作家。

治疗师：个别出版商的拒绝是如何让你在作为一名作家上成为一个失败者呢？

来访者：嗯，感觉上是这样的。

治疗师：正如我们之前讨论的，感觉并不是事实，也不是高于事实的形式。如果你真的作为一个作家是失败的，那么你最好不要在这件没有希望的事上浪费任何时间。那么，你需要多长时间搜集证据证明你是一个失败的作家？

来访者：从现在开始的几年。我不能仅仅从一次拒绝上决定。

治疗师：那么，现在关于你当前处境的准确描述是什么？

来访者：我没有用我的手稿给一个出版商留下好的印象，但是这并不能说明我是一个失败的作家。

治疗师：那么接下来意味着什么？

来访者：我是一个正在奋斗的作家，如果我希望在文学界取得成就的话，就需要继续努力。但这个过程会很艰难。

一些来访者或许会抱怨这些只是典型的语义游戏而已（比如，"改变前后的文字，我就能感觉更好，是这样吗？"），但是，事实上，这有一个非常重要的目的。使用像"失败""没用""没价值"或者"一点也不好"的词语去定义自身不仅是危险的过度泛化——个体会因此变得沮丧并且因这样的自我否定考虑自杀，而且其对于自我复杂性和独特性的概括也是完全不适当、不准确的。语义的精确能够帮助来访者清晰、精确地认识事件（比如，"我两次驾照考试都没过"），以及接下来可以做的事情（比如，"我将尝试第三次"），而不是聚焦于他们对自身的看法（比如，"我一点用都没有，我或许应该放弃了"），这些往往会阻碍他们从错误中去学习并且限制自我的发展，比如遇到挫折放弃坚持。治疗师应该引导来访者明确定义自己的语言，而不是让他们假定这些语言能够被互相理解和赞同。

定义语言的目的"不是要否认你的缺陷或失败。我们都必须面对失败，我们都有很多真正的缺点需要努力解决。这个技巧的目标只是让你从羞愧、灰心和麻木中解脱出来，这些都是由伤人和无意义的标签造成的"。（Burns，2006：185）

55

重新归因

重新归因（reattribution）能够帮助来访者暂停脚步并且回头看看是什么因素导致了不良结果。因此，可以使一个责备自己造成了不良结果的来访者看到，她不可能对导致这一结果的所有因素负责。因为"造成"不良结果而自我责备是内疚和沮丧中的明显现象（Dattilio and Freeman，1992）。比如，一个来访者说她感到非常内疚是由于她 30 岁的儿子没有发挥潜力，每天都在虚度人生和酗酒，并且由于儿子的困境而责备自己（"我有什么地方让他失望了，他变成这样是我的错"）。这个表述反映了该来访者的全能假设，比如，她拥有控制她儿子命运的力量。

通过列举导致她儿子困境的所有可能因素（例如，从来没有长时间坚持一个工作、陷入债务、拖欠给前妻的赡养费、酗酒、与邻居吵架、不修边幅），这个来访者最终意识到她影响儿子生活的能力是有限的，更不要说掌控她儿子的生活了："他并不关注我。他只是指责我一直唠叨他，导致他很生气。最终，这是他的人生，他要为自己的人生负责。我只是希望他的情况能有所改变。"

重新归因并不是说让来访者"孑然事外"而是帮助他们去准确评估自身对于不良结果的责任水平。在上面的例子中，来访者说："我并不能通过唠叨去帮助他，因此我告诉他无论什么时候他需要帮助，我都会帮他，并且不会再烦扰他。"给每一种导致不良结果的因素都进行百分比评级——所有因素的总和不能超过百分之百——来访者最初给自己责任的评分（90%）在考量了以往被她忽略的所有造成她儿子困境的因素后下降到 10%。来访者思维中的这种重新归因的转变可能需要一些时间才能发生——"我有时还在想，他会有这些问题其实都是我的错"——因此，不要在第一次做这个练习时就期望来访者在情感上有明显的转变。另外，重新归因不是把责任从自己身上转移到别人身上，"我现在看到了我儿子的真实面貌——他是一个自怨自艾、毫无希望的人"，因为这将阻碍来访者对不愉快的事件进行现实的重新评估。

56

去灾难化

去灾难化（decatastrophizing）是指通过鼓励来访者去发现他们自己能有效处理自己的灾难性预测，并提醒自己，从概念上来看，假设的最坏结果往往是不可能发生的，从而将"惊骇"（情绪困扰）从一件畏惧的事件中剥离开来。灾难性的思维经常通过"如果……会怎么样？"这样的假定产生，比如，"如果我在超市中恐慌怎么办？""假如我考试失败了怎么办？"（详见第 39 个关键点）。巴洛和塞尔尼（Barlow and Cerny, 1988: 132）认为"一般的去灾难化方法是鼓励来访者明确地勾勒出所畏惧事件的后果"。针对每一个灾难性的后果，帮助来访者形成一个解决问题的替代性方案。

"如果我在超市中恐慌怎么办？"

后果	替代性方案
"我会使自己变成一个完全的笑话，人们会嘲笑我，并且觉得我很可怜。"	"我可以应对这种情况，而不是成为一个傻瓜，呆立当场。我并不能控制人们的所思所做，并且我没必要认为自己是可怜的或者滑稽的。突然感到恐慌又不是犯罪，没什么可羞耻的。"
"我再也不会去那家超市了，以防人们都还记得我，并能够认出我来。"	"唯一能记住这件事的是我自己。我只是假设我的惊恐发作会烙在人们的记忆中，但那是无稽之谈。只有当我裸体出现在超市的时候人们才会对我指指点点。"

贝克等人（Beck et al.,1985:208）认为"当预测可怕后果的时候，这些焦虑的来访者并不能利用所有有用的信息，并且很少考虑他之前那些并没有成为现实的可怕预测"。这个信息包括在这种情境下有帮助的因素，比如，当来访者在超市里真的感到恐慌的时候超市员工或者消费者能够对其施以援手；她所经历的任何窘迫或者丢脸的事情都是短暂的，不需要一直承受；较高水平的焦虑也是可以忍受的，并且能很好地应对自己在其他情境下的惊恐发作。巴洛和克拉斯克（Barlow and Craske,1989）指出去灾难化可被归纳为"那又怎么样？"，比如，如果这些恐惧成为现实，来访者可以学会接受和应对她的恐惧。

然而，这两位学者也承认，当来访者害怕死亡或者失去重要他人的时候，"那又怎么样？"的策略是不恰当的；而当来访者聚焦于被高估的危险时，这个策略是更加恰当的，比如，来访者担心自己死于飞机失事，纠结于最近报道的坠机事件，从而在心中增加了第二天的航班会发生事故的可能性，但是他并不关心"事件发生的概率——在同等的旅行距离情况下，与其他交通工具相比，飞机被视作更安全的工具"（Leahy，2003:161），尽管飞机失事的概率并不能被降低为0。

纽曼（Newman, 2000: 140; 在原文中被强调）建议来访者对消极的"如果……怎么办"思维提出创造性的挑战，同等地考虑积极的"如果……怎么办"思维：

> 来访者几乎不会对积极的事情进行思考，比如"如果我成功了呢？"，在这里存在一个基本的认知偏见，因为一个对于未来结果客观的假定必然是包含积极和消极两个方面的。

埃德尔曼（Edelman,2006）提出了两个重要的需要我们铭记于心的结论，能够使我们在评估恐惧的时候保持客观：

> （1）在我们所恐惧的事情中，超过90%的从未发生过（记录灾难性的预测，并将它们与实际发生的情况进行比较，将证明这一点）。

（2）你所恐惧的结果即使成真也几乎不是灾难性的，相反，通常是可以控制的。然而，如果一个预见的灾难确实出现了，比如你的房子被收回了，不得不搬进旅社，那么为了适应这个新的、让人不愉悦的现实进行的斗争虽然艰难，但最终会发现，在这种情况下，你比你想象的要更坚强。

57

探索双重标准

　　一些来访者针对自己制定的标准比针对别人制定的标准更加严格。比如，当她的孩子在外面玩耍时摔倒受伤后，一个母亲认为这是自己的错（"我作为一个母亲竟然让这种事情发生了，是我做得不好"），但是她的一个朋友的孩子在遇到相似的情况时，她就只抱有同情和理解，并没有谴责（"孩子自己在外面玩耍受伤了这件事是不可避免的，你总不能一直都让孩子待在屋里吧？你完全没有必要因为这个责备自己"）。通过了解来访者对待她自己与朋友的方式不同的理由，治疗师能够理解来访者的双重标准的基础（"我必须成为一个完美的母亲以弥补婚姻的破裂，我只是觉得我要一直在我儿子身边，使他免受伤害，保证他的安全"）。也可以让来访者设想一下如果她谴责了她朋友，她朋友会受到怎样的影响："她会觉得更加难过。"

　　治疗师可以鼓励来访者以一种平时跟邻居说话的、有同情心的方式对她自己说："婚姻是两个人的事，不是一个人的问题。世界上并没有完美的母亲，只有为了孩子尽其所能的母亲。我能一直保护我的儿子不受伤害这个想法是不现实的。因此，作为一个母亲，我已经足够好了。"这样是为了回答她的自动化消极思维。通过自我对话，双重标准可以被有用的、富于同情的和现实的单一标准消除和取代（Burns，1989）。

　　一个非常有效的探索双重标准的方式就是询问来访者他们是否会向孩子传授自己的想法，比如，"没有伴侣说明你是没用的"。对于这个问题的回答通常是"不会"，因为他们可以看到这种信念会产生的危害。因此，如果他们不想把这个信念告诉自己的孩子，难道他们还想继续把这个信念附加给自己吗？如果这个来访者回答"是的"，那么进一步引出他们还这样认为的原因，以及如果他们一直坚持内化这些信念对孩子的影响，可能最终会使孩子像父母一样需要接受治疗。

有些来访者会认为自己的双重标准是完全合理的，并为之感到非常自豪，因此他们的双重标准就很难转变，甚至可能无法成功转变。例如，"我是一个智商很高的人，非常有才华，而且有不屈不挠的精神。当然，当我失败的时候，我会让自己下地狱，这只会让我加倍努力去获得成功，让自己走得更高更远。但是当别人达不到他们自己的标准时，我不会为难他们——我会给予理解，因为你对于平庸之辈的期望就只能是这样"。这种双重标准是基于他的自我美化和对"下等人"的蔑视，我（Michael Neenan）的治疗在他那里毫无进展，因为他强烈地暗示我是一个"平庸之辈"。

58

修正恐惧的意象

　　自动化消极思维以视觉和口语表达的形式出现。对于一些来访者而言，比起用认知方式修正他们的自动化消极思维，用想象的方式更容易进行。当来访者想象消极的事情时，他们通常在感到最害怕的那一刻停止，就像电影突然卡住，他们不知道接下来会发生什么。比如，一个来访者清晰地想象到自己在报告时喝了一口水，不小心将水洒在自己身上的时候，人们嘲笑他，自己则"出汗，口齿不清，紧张得呆若木鸡"。威尔斯（Wells，1997：76）认为"度过最糟糕的时刻后'完成'想象的画面是有用的。这个过程减少了来访者想象中的痛苦并且将来访者从危险的加工方式中转移出来"。来访者被要求重启"电影"：

治疗师：现在正在发生什么？

来访者：他们仍然在嘲笑我。我感到非常羞愧。我的舌头像打了结一样，仍然一动不动地站在那里，我都不能移动了。

治疗师：一分钟后呢？

来访者：我开始动了一点，我开始点头并且尝试微笑，就像我闹着玩儿一样。

治疗师：他们仍然那样嘲笑你吗？

来访者：不是的。随着我脸红，这些嘲笑开始渐渐平息。我做了几个深呼吸使我自己更能自控。我现在开始微笑，指责我自己"笨手笨脚"。

治疗师：5分钟后发生了什么？

来访者：我继续我的报告，但是我仍然觉得有一点儿颤抖和结巴。我想知道他们是怎么想我的，但是我尽自己最大努力集中注意于报告上。

治疗师：30分钟后发生了什么？

来访者：我感觉更加可控了，感觉现在好点了。我通过喝了一口水而没有洒出来证明这些。当我拿起这个杯子时里面仍有一些水，我随后喝了水但并没有洒出来。我伸开双手，向人群说"现在好多了"。随后就到了吃午饭的时间，我感觉我重新活过来了。

这个来访者的想象旅程超越了对他来说最坏的情境，并且没有停止在"可怕"的那一瞬间。该来访者在有规律地练习了这样一种想象练习后坚信："就算我被嘲笑了，我也不再觉得这是什么大事。坦白来讲，我现在觉得这件事情很无聊，就算我将水洒在自己身上又能怎么样呢？"正如我们向来访者指出的那样，真正的问题不在于嘲笑本身，而是嘲笑所附带的意义，比如，"这些嘲笑毁了我"。在认知行为疗法中，意象修正的主要目的是帮助来访者改变他们意象的消极方向，从而能更加成功地解决相应的场景中的问题（Dattilio and Freeman，1992）。

59

使用行为实验

　　在认知行为疗法中，行为实验是为了达到一个认知目的：通过行动任务来检验来访者想法的有效性。从这些实验中收集到的证据有助于来访者构建新的问题解决方式。比如，一个来访者对自己的体重超标非常在意（"我确定人们觉得我是一头壮硕的牛"），并因"我不能允许我自己去游泳"而感到难过。如果她去游泳的话，她预测"人们肯定会盯着我看，取笑我，我就会在那待不下去"（这个来访者说她想待在泳池中至少 30 分钟）。在实验中来访者预期她的焦虑水平会达到 85%，但仍想知道自己的恐惧是否会变成现实。接下来，治疗师与来访者针对实验中收集到的信息进行了讨论。

治疗师：在泳池中到底发生了什么？

来访者：泳池中有各式各样的人，胖的瘦的，这简直就是个安慰。

治疗师：好。那么关于你的具体预测"人们肯定会盯着我看，取笑我，我就会在那待不下去"，这些被证明是正确的还是错误的？

来访者：是错误的。很显然人们看了我——我也看了周围——但是我并没有看出来哪个人是在盯着我看或取笑我。这里到处都是喊叫声、笑声，人们都在享受这欢快的时光。

治疗师：你在泳池中待了多长时间？

来访者：差不多一个小时。

治疗师：那么你的焦虑水平呢？你之前说会达到 85%。

来访者：降到了 40%。过了 10 ~ 15 分钟后，我开始不再关注我自己，我开始专注于游泳而不是去看周围的人是不是在看我并取笑我。

治疗师：那么你怎么回应你刚才的预测？

来访者：人们确实注意到我了，但是我发现并没有一个人取笑我，并且我也能够一直待在那。然而，如果我想在穿着泳衣的时候更少关注自己，我需要每周都去一次并且把这次行程视为一种享受而不是折磨。

治疗师不应该仅仅因为一个行为实验是成功的就认为一个合适的认知反应已经产生了。在评估从实验中收集的数据时，来访者也许会总结说："如果泳池中的人再少一点，那么我会更加突出，人们就会盯着我看并且取笑我。"在这种情况下，可以在泳池中人更少的时候再次进行这个实验以验证她的预测。同时，应对反应也应该发展——不仅要处理任何可能的取笑，而且还应该待在泳池中，直到她想要离开，而不是因为不能忍受别人的取笑而离开——她不想学着接受自己目前的体重或开始实施减重计划。"讨厌我的体重是我不得不忍受的事情，就像我需要在游泳池里忍耐一样。"

实验的成功或者失败并不是那么重要，重要的是让来访者感受到无论实验中发生了什么都是非常有趣的（Bennett-Levy et al., 2004）。比如，从实验中收集来的数据显示出关于这个问题的新方面，这将有助于完善案例的概念化，或者来访者想利用"很顺利"的结果来加速治疗进程。实验同样也可以基于观察（比如，观察其他人如何处理来访者的恐惧），或者进行调查让来访者就他目前所纠结的问题收集一系列意见 [比如，独自去餐厅是否能说明这个人很乏味（没有朋友或信心不足）？]。

巴特勒等人（Butler et al., 2008:109）认为，行为实验能够促进整个人的学习，所以治疗师不应该认为"仅仅是为了认知改变，相反是改变整个系统——认知、情绪、心理和行为"。根据我们的经验，一些来访者可以"直接进入"行为实验（也就是从第一次治疗开始），一旦他们理解了基本原理，就会期待取得更快的进展。但不是每个来访者都会如此急切地进行实验，有时治疗师对行为实验的热情会超越来访者对进行实验的谨慎。（如果治疗师自己没有发现这种单方面的热情，我们希望其督导能发现。）

60

苏格拉底式提问（一种引导发现的方法）

就像引导自动化消极思维一样（见第 33 个关键点），苏格拉底式提问同样能够帮助来访者"打开"他们适应不良的想法，从而发展出针对困境的替代性解释，以更好地适应现实。就像贝克等人（Beck et al., 1993: 29）观察到的：

提问能够引导来访者发现他们之前没有考虑过的选择和解决问题的方法，这种方式能够使来访者进入"提问模式"（而不是"无意识冲动"模式），这样他们就会更加客观地评估他们的态度和信念。

同时，通过这些质问，来访者能够自己针对自身的自动化消极思维进行回答而不是被动接受治疗师提供的任何解释。帕德斯基（Padesky, 1993b）提出苏格拉底式提问主要包含 4 个阶段：① 询问信息性的问题；② 认真倾听并且反馈；③ 汇总最新获得的信息；④ 提出综合性问题，将得到的新信息应用于来访者的原始问题或想法中，或者提出分析性问题，考虑如何使用得到的新信息。这 4 个阶段在接下来的对话中将得到示范。

来访者：我很担心这周末去见一些新人。

治疗师：你知道你在担心什么吗?

来访者：他们会怎么看我。

治疗师：那你觉得他们会怎么看你呢？

来访者：他们会认为我是一个相当无聊的人，并且不愿意跟我花费太多的时间。这正是我所担心的。我并不是特别喜欢聚会的场面和氛围，我是一个安静的人。这也不是罪过吧，是吗？

（这些询问使得治疗师和来访者都理解了问题的所在——阶段 1）

治疗师：嗯。通过听你说的，你觉得成为一种"安静型"的人好像是一种罪过，是这样吗？

来访者：我觉得，这样不应该成为一种罪行，但是一些人，比如我的同事，可能会这么认为。如果你非常安静，那你肯定是个无聊的人。这或许就是他们的理由。

治疗师：（沉思）那么这也必须是你的理由吗？或者这是别人对你的看法还是你本质上也认为自己因为安静所以是个无聊的人？

来访者：我从来没有这样想过。如果别人觉得我很无聊，这点我想我是认可的。

（治疗师的思考将以往在来访者意识之外的信息带入了来访者现在的意识中——阶段 2）

治疗师：如果你并不认同别人对你的看法，但是更认真地思考一下这个问题，那么会怎么样？

来访者：好吧，我是一个安静的人，这并不符合所有人的口味，但是我并不认为我本质上是一个很无聊的人。我有自己的兴趣，我很喜欢阅读。我生活得非常开心。

治疗师：这么看来，你可以有自己的想法，而不是认同别人对你的看法。你刚才说你有自己的兴趣，你会阅读很多书并且生活得相当快乐。

（治疗师对新揭示的信息进行总结——阶段 3）

来访者：完全是这样的。

治疗师：那么，你刚才提供的这些信息与你原来的想法有什么关系呢？你原来认为如果别人认为你很无聊，你会同意他们的观点。

（治疗师询问了一个组合性的问题，探讨新想法和旧想法在多大程度上是合适的——阶段4）

来访者：旧的想法根本不合适。只有我才能决定我是什么样的。

治疗师：那么你会怎么提醒你自己呢？

来访者：我会写下来，并且每天都重温一下——"一些人也许会认为我是无聊的，但是我自己觉得我是一个很有意思的人"。现在我需要想出一些办法来向我自己证明我真的相信这个观点。

构建苏格拉底式提问模型能够帮助来访者去观察和练习这一技能，而这一技能是来访者成为自我治疗师的一部分。在这个例子中，我们对苏格拉底式提问的过程做了一个精简的描述，从来访者认知转变的速度来看，这种方法的效果好得不像真的。实际上，这四个阶段的进展是比较缓慢的，因为过程中会伴随着来访者的保留、讨论点和挑战。比如，在第一阶段："我现在想到，被认为无聊的感觉很像羞耻。"；在第三阶段："我不确定我能在这个问题上做出自己的决定——你在这点上比我更有信心。"

61

夸大和幽默

转变消极思维的一个相当戏剧性和潜在的有效方式是使用幽默。根据定义，幽默涉及一种创造性的、（有时是）怪异的观点转变，使以前的想法或陈述在新的观点中显得"愚蠢"或"有趣"。

（Dobson and Dobson，2009:137）

通过夸大营造的幽默能够将来访者自我防御的观点带到极端的结论中，这样能够让他们看到自己那些观点的荒谬之处，从而产生一些针对困境更加现实的观点。在这个例子中，来访者在会计工作中犯了一些错误。

来访者：我总是情不自禁地想由于我的错误会发生一些可怕的事情。

治疗师：（带着嘲笑的语气）公司会倒闭，成千上万的工人会失业，整个行业一夜之间消失，整个国家将停止运转，全球经济也会出现大衰退。

来访者：（笑声）你这玩笑开得有点大了，是吧？

治疗师：你刚才说由于你的错误"要发生一些可怕的事情"。

来访者：好吧，我明白了。也没有那么可怕，但是因为这个错误，我老板肯定会训斥我。这个是比较现实的。

夸大和幽默 "在那些极端脆弱和易受伤害的来访者身上的作用并不好，他可能会觉得治疗师的幽默是对他的嘲讽和批评"（Persons，1989：136）。这个技术只有在可靠的治疗关系建立起来后才可使用，并且治疗师要向来访者强调他们之间的讨论只针对来访者的想法而非来访者本人。一旦使用了幽默技术，一定要对来访者进行反馈调查以评估其对来访者的影响。治疗师也可以对自己一些 "奇怪" 的观点开玩笑，这样可以向来访者证明自己并不是独断专行的。埃利斯（Ellis，2001）认为，情绪紊乱的主要来源之一是人们对自己和自己的想法过于认真，而幽默则是解决这种过度认真的有效方法。

第三部分　认知行为治疗实践

62

写下对自动化消极思维的替代反应

　　我们之前在第 47 个关键点中提到用日常想法记录表前三列来记录和区别每天的情境、思维和情绪。检查自动化消极思维过程中也会引导来访者将他们针对这些思维的替代反应填到表格中的第 4 列（见附录 2）。这些替代反应需要综合考虑所有有用的证据，而不是来访者头脑中闪现的第一个未经考虑的想法——非自主的反应！否则，这些替代反应会变得不现实、过度积极或者比他们原先回答的想法更加无益。回看第 47 个关键点中的例子，来访者对她丈夫周日早上去打高尔夫球（情境）感到非常生气（情绪）。她的自动化消极思维是这样的：

自动化消极思维	替代反应	结果
"他应该想要跟我待在一起，但是他没有，这说明他不爱我了。"（80%）	"我又开始臆测了，并且推测出了错误的结论。他确实想跟我待在一起，但并不是一直待在一起，看在上帝的分上！"（95%）	
"为什么破高尔夫比我还重要？"（80%）	"在周日早上高尔夫对他来说是重要的，但是并不是比我还重要。他告诉我很多次了。我需要放宽心，这是我的问题，不是他的问题。"（90%）	生气（20%）
"我就是高尔夫寡妇，并且他一点也不关心。"（80%）	"每周的一个周日上午并不会使我成为高尔夫寡妇。如果他一点也不关心我的话，那么他就应该一直去打高尔夫或者去别的地方。"（90%）	

来访者需要评估其对自动化消极思维的替代反应的信念，如果这些替代反应对她的情绪有积极影响（降至 20%）的话，再根据这些替代反应重新评估她的生气程度（最初是 85%），来访者的想法——"在这件事上我需要放宽心"或许指向一个中间信念（比如，"如果他不想一直跟我待在一起的话，那就说明他压根不想跟我在一起"）和／或者一个核心信念（比如，"我是不值得被爱的"），如果来访者同意的话，这些观点可能需要在接下来的治疗中进行测试和修正。

填写日常想法记录表能够帮助来访者看到认知改变带来的情绪变化；如果她头脑中再次出现自动化消极思维，那么情绪强度的降低（生气程度 20%）将得到迅速反转。情绪变化并不是完美的，需要进行监测，以便在令人沮丧的想法出现时能够发现并加以处理。随着来访者完成这些表格，获得更多能力和自信，识别和应对自动化消极想法的过程会加快，使来访者能够在心里进行这一过程。这个日常想法记录表可以备用以防来访者需要"从头再来"。

治疗师要确保通过日常想法记录表实现的认知变化伴随着行为变化——我称之为点燃认知："治疗中的来访者正在进行语言学习，确保他们在现实世界中的行为与他们在治疗中的语言行为相匹配是很重要的。"（Walen et al.，1992:169）家庭作业或者两次治疗间的任务正是可以用来将语言学习应用到行为实践中的好机会。

家庭作业

63

布置家庭作业的原因

因为治疗脱离了来访者的日常经验，所以治疗过程中的改变通常难以评估，但是来访者可以通过治疗期间的作业来检测并修正真实生活情境中不合适的想法和信念。家庭作业或来访者选择的任何项目（比如"两次治疗之间遇到的困难"）都允许他们使用认知行为治疗技术提升来访者的信心和能力。除此之外，没有家庭作业的来访者可能变得"情绪枯竭"（即等待在下一次治疗中对治疗师"知无不言"），而不是想办法解决出现的困难。这与皮尔森（Persons 1989：142）观察到的现象一致：

能唤起强烈情感 (情绪) 的情景，也许包含了来访者关键的潜意识和处理强烈情绪的能力，为病人的转变提供了有效机会，如果所有治疗手段都在疗程中进行，可能导致病人错过这些机会。

来访者声称，他们对消极想法的适应性反应是理性的而不是感情用事。理性思维和直觉思维的划分取决于来访者对这些适应性反应的相信或确信的程度。例如，一个来访者摸着自己的脑袋说："我这里知道即使没有伴侣我也会很开心。"接着她又指着自己的胃："但是我的胃感觉不好。"为了验证自己的"直觉真理"，来访者同意在接下来的几个月内不寻找伴侣，而是专注地从事那些能使她变得更加独立的活动。这个作业帮助来访者增强了其能够独自快乐生活的信念（她在理智上相信这点并且在情绪上可以感受到），并削弱了她没有伴侣就不能幸福生活的信念。

这时她再寻找伴侣是因为自主选择，而不是由于绝望。

贝克等人（Beck et al., 1979: 272；在原文中被强调）认为"来访者应该把家庭作业作为整个治疗中不可或缺的至关重要的一部分，而不是可有可无的辅助过程"。因此，治疗师建议来访者从第一次会谈开始就完成家庭作业，而不是拖延到来访者习惯认知行为治疗时才开始布置家庭作业。家庭作业应该是双方共同商定的，但在认知行为治疗的早期阶段，在布置作业中治疗师往往具有更积极的作用，因为来访者可能很难在最开始想出一个家庭作业。

家庭作业允许来访者在处理问题的过程中进行自我治疗，这不仅仅减少了原始问题复发的可能性，也降低了来访者依赖治疗师解决问题的风险。除此之外，完成家庭作业加快了来访者达成目标的进程，因此缩短了治疗时间。一些来访者也许有兴趣知道：

心理治疗进程和效果方面的研究表明：采用家庭作业的认知行为疗法的治疗效果显著好于完全采用治疗内作业的疗法。研究同时表明，当来访者完成他们的家庭作业，治疗效果会显著加强。

（Kazantzis et al., 2005）

64

家庭作业的类型

家庭作业通常是认知作业（包括想象）和行为作业的结合。认知作业包括以下 4 种。

（1）阅读疗法：此类作业能帮助来访者理解他们的心理问题。这种理解不仅更有深度，而且有助于来访者学习能够解决这些心理问题的认知行为治疗策略。现在已有大量与认知行为治疗相关的自我帮助文献，例如焦虑症（Shafran et al., 2013）、人际关系问题（Beck，1988）、睡眠问题（Espie，2006）、低自尊问题（Fennell，1999）、抑郁问题（Leahy，2010）以及生活技能学习问题（Neenan and Dryden，2014）。自我帮助文献通常只是认知行为治疗的辅助手段，没有替代作用。

（2）倾听作业：建议来访者将每一次治疗录制下来，这样他们在治疗之外也能反思治疗内容。一些来访者可能会多次倾听每次治疗，以便获得最好的治疗效果。通常在治疗过程中来访者对信息处理的效果非常差，因为他们可能正处于沮丧的情绪中或他们不愿意承认其不理解治疗师的重点。独自倾听录音的时候，来访者更放得开并且注意力也更集中，因此能更高效地专注于治疗。但是如果来访者不希望录制治疗内容，治疗师应遵从其意愿。

（3）写作作业：治疗中的一项主要家庭作业是填写日常想法记录表或其他各种形式的记录。这些记录表可以帮助来访者更客观地记录、反映其消极想法（见第47、第62个关键点）。写作作业包括各种有利于问题解决的项目，比如一个来访者同意写一篇文章，题目为"无休止地取悦他人是获得自我接纳最好的方法吗？"，文章的最后，来访者得出结论——取悦他人是"心理上的奴役，我决定摆脱这种奴役，并专注于做真正的自己"。随后为了将认知上的决心转化为可实现的现实，来访者与治疗师共同制订了行为计划，并发现了"成为自己"的真正意义。

（4）处理问题想象：此作业让来访者想象他们正在应对某些情境，在这些情境中来访者害怕得到不好的结果。比如，一个来访者害怕的情境是"我怕自己整个晚上因为不机智、不幽默而在第一次约会后被甩掉"，此时，治疗师让来访者想象他正处一场对话，在对话中他没有竭尽全力来展现机智、幽默，然后让他尽情地想象这场谈话的结果会是什么样的。

行为作业包括以下几种。

（1）活动时间表：这是应用于抑郁来访者的技术，尤其是在治疗的早期阶段。此技术可以帮助来访者对抗不活跃、惰性、犹豫不决、反复思考等状态。来访者不需要决定自己接下来的每一小时做什么，因为每一天的每一小时都安排好了活动。来访者要在 0 ~ 10 的评分等级表上评定完成每项活动的愉悦感和成就感等级。活动安排是用于治疗抑郁症的关键行为激活（behavioural activation, BA）技术（Kuehlwein, 2002）。行为激活技术已经成为抑郁症的一种治疗方法，而非认知行为治疗项目的重要组成部分（Martell et al., 2010）。行为激活是认知行为治疗疗程第三阶段的组成部分（见第 100 个关键点），"该治疗方法将（来访者的）注意力重新集中在如何以不同的、不是由（他们的）消极认知主导的方式做事上"（Craske, 2017: 82）。

（2）分级作业：它可以帮助来访者用微小且简单的步骤处理问题，而不是在短期内过度努力。分级作业技术可以将问题划分出恐惧和困难程度的等级，来访者按照自己的节奏逐步提高自己的等级，最后面对最恐惧、最困难的情况。例如，某个有恐狗症的人首先在安全距离之外观察一只狗玩耍，然后逐渐靠近这只狗，直到他可以抚摸一只被拴住的狗，最终面对他最大的恐惧，可以让一只没有拴住的狗在他周围"嗅来嗅去"。他可以通过这种方法在几天内克服自己的恐惧，并在此之后开始带着邻居的狗去散步。

（3）实验：实验可帮助来访者测试他们的想法和信念，把这些实验当作假设而不是事实。例如，某来访者认为当他公开自己的同性恋取向后，他的异性恋朋友会远离他。但同时他希望能够"停止生活在谎言中，想公开自己的性取向"。他公开性取向引起了几种反应——"我们早已经知道了"、不敢相信、支持、一些男性朋友产生戒心、几个朋友确实"抛弃了我"。在很大程度上来访者的预测并没有应验，他对此感到欣慰。但与此同时也引发了一些问题，如"我的一些男性朋友担心我爱上他们"。治疗关注的是他会如何解决这些问题。如果来访者所有异性恋朋友都远离了他，治疗师需要检查在性取向公开前来访者与朋友的关系质量（"友好，但不亲密"），帮助来访者找到接受残酷的现实的方法，并找到未来与异性恋朋友发展友谊的方式。

在设计与目标相关的家庭作业时，治疗师与来访者之间的伙伴关系可以有很大的创造性，或者来访者在完成任务时会即兴表现出创造力，有时还伴随着勇气。例如，一个怕黑的来访者最近独自搬进了一个公寓，有一天晚上在看电视时停电了。"起初我非常害怕，疯狂地找可以点燃的蜡烛，然后突然，莫名其妙地，我决定在黑暗中坐以待毙。天知道为什么。当两个多小时以后来电了，我觉得黑暗也没什么大不了的，我的恐惧也消失了。"

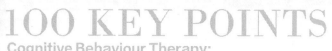

65

家庭作业协商

众所周知，协商的基础是合作，而不是告知来访者需要完成的作业（可能存在告知，例如，治疗师希望来访者尽快提升自我评价，来访者的快速提升能够反映治疗师的能力）。家庭作业应以现阶段治疗的工作为基础，并与来访者的目标相联系：阶段 → 家庭作业 → 目标。例如，在现阶段准备一个活动时间表，来访者执行此时间表，观察此家庭作业能否改善其消极情绪。家庭作业需要包含清楚且具体的条目（例如，"下周我要在家里打三个电话咨询大学课程"），以及条目完成时间（例如，"星期一、星期三、星期五早上"）。

来访者要预期执行作业过程中可能存在的障碍（例如，"我可能会忘记"）及解决方法（"我会在手机中设置备忘录"）。治疗师可以给来访者一份"作业安排"清单（见附录3），提醒来访者已经同意完成的作业。在疗程结束时应留出充足的时间（如10分钟）来进行作业协商。如果这个过程完成得很匆忙，可能带来误解，例如，由于对家庭作业的描述措辞含糊，以致来访者对应做的作业没有清晰的理解。如果在早先治疗过程中提出了合适的家庭作业，那么可以在治疗结束或临近结束时再进行讨论并达成一致。

治疗师需考虑的其他问题包括：评估来访者是否有能力执行家庭作业。例如：在某一情景下来访者要表现得很自信，但是不理解自信的行为究竟是什么；那么在治疗中就需要排练自信行为。来访者是否真的对这个任务感兴趣（例如，来访者也许感觉有义务填写日常想法记录表，但是行为任务对她其实更有刺激性）？治疗师不应该"要求来访者做他们自己不愿意做的事情，还有治疗师自己也不愿意做的事情"

（Padesky and Greenberger，2020：40）。

治疗师应该对来访者说明家庭作业的基础是"双赢局面"——这意味着无论在完成家庭作业的过程中发生了什么，都能从中获得重要信息。如果来访者完成了作业，他是如何完成的？如果来访者完成的不是协商好的作业，那么发生了什么让她改变了任务？如果来访者没有完成作业或者开始了随后又停止了，为什么会这样？家庭作业是基于持续的学习，而不是成败。

在治疗的早期阶段，在治疗过程中开始的家庭作业（如果可能的话）能够刺激来访者使其在会谈后继续完成作业。正如贝克观察到的："来访者最常描述家庭作业的困难程度的时候是他们开始做作业前，也就是说，他们需要激励自己去开始做作业。"（J. S. Beck，2011：302；在原文中被强调）。例如，我见过一个来访者一直拖延开始写大学毕业论文。他同意在治疗阶段做笔记，首先确定了认知阻碍（"我要写一个完美的开头，让导师印象深刻"）；然后解决问题（"我可以先写一个合适的开头，必要时进行修正，然后由导师来评价"）。此次治疗结束前来访者能开始她的写作任务、意象练习、习得新行为等，并解决完成这些任务的过程中遇到的任何困难。

随着治疗进程的展开，来访者应将家庭作业作为自我治疗的一部分，鼓励她在正式治疗结束后继续给自己设计并执行自我帮助的任务。但是治疗师不能在整个治疗过程中一直主导作业协商，否则来访者更不可能完成作业。

66

家庭作业回顾

治疗的第一项安排通常是家庭作业回顾。忽视家庭作业回顾会带来三个问题：

首先，来访者通常会开始认为家庭作业不重要。因此在治疗中变成被动接受，而不是在即使没有治疗师的情况下也能主动参与。其次，治疗师将失去纠正来访者错误的机会，如来访者会对不正常反应进行自动思维合理化。最后，治疗师会失去从家庭作业中获取有帮助的经验并巩固这些经验的机会。

（Beck et al., 1993: 109）

汤普金斯（Tompkins, 2004）对家庭作业回顾提出 5 点建议。

（1）持续性：在每次治疗中都要回顾来访者的家庭作业。

（2）好奇心：以开放的思想、不带批判的方式回顾家庭作业，这在来访者没有完成作业的情况下尤为重要。

（3）保持赞扬：无论来访者在家庭作业中付出了多少努力，都要保持赞扬。

（4）谨慎性：不要假装作业不重要，这会强化来访者不完成家庭作业的行为。相反，要检测阻碍作业完成的障碍。

（5）依据测验获取到的信息，考虑改变或者重复家庭作业。

家庭作业中存在的普遍问题是来访者对家庭作业的不服从性。皮尔森（Persons，

1989）认为主要有三个因素阻碍家庭作业完成：①完美主义（例如，"如果我不能完美地完成家庭作业，我宁愿不做"）；②失败恐惧（例如，"如果我没有成功完成任务，这就证明我是一个无用的人"）；③取悦他人的需求（例如，"我认为家庭作业没有作用，但我会尝试去完成作业是因为我不想让治疗师对我产生负面印象"）。

有三种解决方法：①"开始家庭作业比完成家庭作业更重要。把成功看作基于以往能够做到的事情的一点进步"（Hauck，1982:47）；②在作业失败的时候要指出经历失败是治疗的过程，一个人在完成一项作业前可能要经历一些失败，来访者可能在某一作业上失败，但不能因此说他是失败者或者毫无用处；③鼓励来访者表达他们对家庭作业的真实想法，并提出一些来访者自己认为真正有帮助的家庭作业。

从来访者的个案概念化中可以预测完成家庭作业可能遇到的问题（见第30个关键点）。例如，一个有拖延问题的来访者可能会推迟开始家庭作业。此时治疗师与来访者可以一起制订一系列反拖延计划以促进家庭作业的完成（例如，强化来访者的动机、使来访者同意在严格的截止日期内完成作业并给治疗师发送邮件——一些来访者也希望在作业开始之前给治疗师发送邮件）。伯恩斯（Burns，2006: 247）观察到，同意与他联系的来访者"真的是在告诉我，他们已经准备好了，愿意并且能够坚持完成任务"，他们现在也更愿意去处理其他在以前被规避的任务。

治疗师不应该把未完成作业当作来访者对治疗的抵抗，而应该采取解决问题的视角（例如，"让我们一起探讨看看有什么问题"）。尝试打破来访者的抵抗只会引起其对治疗更强烈的抵抗，而来访者和治疗师共同商讨能够获得有用的收获。

治疗师需要监测自身对来访者未完成家庭作业的反应。他们可能因为"来访者不重视治疗"而感觉愤怒；或者因为来访者对家庭作业的持续抵抗而觉得自己能力不足，从而感觉焦虑："如果我是一个足够好的治疗师，那么我现在应该已经找到解决这个问题的方法了。"通过他人监督以及／或者填写日常想法记录表，治疗师可以对自身这些自动化思维产生合理的反应，比如"应该查找作业没有完成的原因，而不是将其归因于来访者的不重视或者我的无能。我会记录治疗过程，让督导在更客观的视角下寻找治疗的未来走向"。

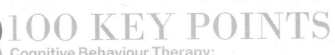

确定潜在假设 / 原则的方法

67

坦露心迹的"如果……那么"陈述

通过回答与自身特定处境有关的自动化消极思维，以及完成指定的家庭作业（通过完成家庭作业，在潜在的信念中逐渐减少自动化消极思维），来访者获得了运用这种认知模式解决问题的技巧和信心，之后，就要开始识别和检查他们的潜在假设 / 原则（见第 3 个关键点）。在解决更深层次认知问题时，如果绕过自动化消极思维，让治疗进行得过于深入而迅速，会使来访者产生难以承受、被威胁和过度防御性、抵抗性的感觉（见第 99 个关键点）。这个策略也许会导致一些来访者过早地结束治疗。我们治疗过早期就有准备、有意愿、能够理解生活规则及核心信念的来访者（例如，"我知道我的问题根源，让我们直接治疗吧"）。

为了识别跨情境的基本假设，治疗师需要关注来访者"如果……那么"的陈述形式，比如，"如果我不这么做，我的爱人会离开我"（"除非……否则"是表达基本假设的另一种形式，如"除非我在所有方面都做到最好，否则我的生活会变得混乱"）。"如果"是假设内容；"那么"是假设没有被满足的后果。"有时'如果……那么……'的陈述不是十分明显，但是治疗师认真关注就会发现"（Fennell，2016：260）。例如，一位来访者说他的座右铭是"不要过分亲近"，将座右铭解构，会发现这句话的意思是"如果我主动和其他人亲近，他们会拒绝我"；另外一个来访者说他的宗旨是"在竞争中领先别人一步"，这句话翻译成假设的形式是"如果我不能预测别人的行为并领先一步，我会被利用"。另一种引出"如果……那么"假设的方法是向来访者提供"如果"部分的陈述。

来访者：为什么我总是为项目做过度准备呢？为什么我不能将准备工作控制在合理范围呢？

治疗师：让我们一起为你的困扰寻找答案。如果你没有为项目做过度准备会怎么样呢？

来访者：我觉得我不能真正理解我的项目，会失败，会失去信誉。

治疗师：如果你做的准备控制在合理范围内呢？

来访者：那我会被这些问题困扰并且失去信誉，因为我真的不了解我的项目。那是信誉问题，所以我总是做过多的准备。我认为我已经知道这点，说出来只是让我自己更信服。（提问常常使隐含的某些已知的东西变得更明确。）

治疗师应着重寻找不同于"如果（除非）……那么（否则）"表达形式的不恰当假设。比如"因为我的所作所为，我不配拥有任何快乐""我的价值取决于别人对我的看法""其他人的需要比我的需要更重要"。

从技术上说，一些"如果……那么"的陈述实际上是某些特殊情境中的自动化思维（Beck，2005）。例如，"如果我向苏抱怨周围的噪声，她会告诉我不要在意""如果我让约翰送我去车站，他会说没有时间"。以上这些假设都可以通过行为实验进行检验。这两个和其他特定情境下的"如果……那么"陈述可以合并成一个跨情境的假设，某种程度上这个假设不经意地提醒来访者："如果我尝试向别人表达自己，描述我生活中的事件，没有人会注意我，他们认为我不重要（可能的核心信念）。"

68

"必须"与"应该"测定

有些不可避免的情况驱动着来访者的行为。比如"我必须表现完美""我不应该让朋友失望"。这些规则是不合理的、死板的,缺乏灵活性和随机应变。"必须""应该"的情况通常和隐藏的"否则"相联系(Fennell, 2016. 261)。为了利用这些规则,治疗师通常询问"这些情况背后是否隐藏着'否则'这一可能的结果"。在上面的例子中,"否则"分别是"我会变得平庸""朋友们将抛弃我"。一旦治疗师用干扰诱导的方法,来访者就可以区分他们思想中的"必须"和"应该"。

来访者:我不应该忘记给我妈妈打电话,我答应了妈妈我就应该打电话。我感觉很愧疚。

治疗师:你说过你从事一个要求苛刻的工作,同时还要照顾家庭。你认为这是你忘记打电话的原因吗?

来访者:不是,这些都是借口,我不应该忘记给我妈妈打电话。

治疗师:你注意到你在之前的两句话中用了三次"应该"吗?

来访者:什么意思?

治疗师:"应该"像一个操劳的司机指挥你什么应该做、什么不应该做,这些话对你有什么启发吗?

来访者:(点头)我真的给我自己很多压力,有时我觉得自己的脑袋像一个高压锅,我确实经常使用这个词。

治疗师：下周你可以记日记来看看你一共用了多少个"应该"吗？

来访者：当然，那应该很有趣。（大笑）

这位来访者的话"我不应该忘记给我妈妈打电话"隐藏着"否则我会成为一个不孝顺的女儿"。在帮助来访者测定"必须"和"应该"的过程中，治疗师可以视情况采用幽默的方式，比如询问来访者："上周你和多少'必须''应该'邂逅？"

治疗师要说明，不是来访者用的所有"必须"和"应该"都需要被临床监督。治疗师要帮助来访者区分词语中包含的不同意义。比如，"通过天气预报我知道明天应该会下雪"（预测）；"我必须要减肥"（目标）；"你应该读那本书，因为那本书很有趣"（推荐）；"我今天晚上必须洗头，我头皮一直发痒"（合理）。只有刻板的、无情的"必须"和"应该"是治疗讨论的目标，比如，"我必须赢得每一场争论"。如果治疗师不帮助来访者区分这些差别，一些来访者会认为所有的"必须"和"应该"都是有害的，如"我必须不说'必须'，因为这个词会让我非常困扰"。

69

来访者自动化思维模式识别

为了使来访者意识到其思维的特殊模式，治疗师与来访者可以共同讨论不同情境下的日常想法记录。例如，某来访者在家庭、工作和社会中的想法记录分别是"每件事都必须按部就班地进行""我要确保同事对我产生我期望的印象""周围没有我喜欢的人我会变得不开心"。在此基础上，治疗师询问来访者能否识别其思维模式或总结出特别的原则或假设。

来访者：我不理解你的意思。

治疗师：某些情境最初看来可能没有任何联系，但仔细观察，就会发现其实有一个隐含的主题把这些情境联系起来。我和其他来访者做过练习，能够识别出拒绝、失败、支持模式等。你能从自己的想法记录表中找到其中隐含的主题吗？

来访者：我还是不懂。

治疗师：好吧，在你的思维中，你好像需要控制你的生活，是这样吗？

来访者：是的，我喜欢让每件事按照我的意愿发展。

治疗师：如果不是每件事都符合你的期望，会怎么样？

来访者：我会觉得生活失控了、崩溃了。（表明了来访者的假设）而我不愿意把这种生活状态呈现给他人。

70

观察显著的情绪变化

"来访者的积极情绪通常表明基本假设得到了满足，同时消极情绪表明基本假设被违背。"（Fennell，1989:204）来访者可以通过观察自身的积极情绪与消极情绪，发现基本假设原则中的重要信息。贝克等（Beck et al.,1979:249）认为，"当来访者对某事有强烈的积极情绪反应时，也许能够反映他的基本原则。许多令人情绪失调的原则发挥作用时，也可能给来访者带来'补偿'"。例如，一个来访者说当她及时提交了一个重要方案，她的老板夸赞她"干得漂亮"，这句夸奖让她非常高兴——"我高兴了一整天"。治疗师发现了来访者兴奋情绪背后的原因。

来访者：我感觉很好，我感觉非常好。我现在自信到达顶点，我喜欢被赞扬，谁不喜欢呢？

治疗师：被赞扬对你有什么意义呢？

来访者：我会觉得被喜爱并且觉得我是一个有价值的人。

治疗师：你会做什么让你被喜爱并且让别人觉得你有价值呢？

来访者：我会尽力去取悦他们。

治疗师：那我可以说你的行动遵循"如果我尽力取悦别人，别人会喜欢我并且觉得我有价值"这样一个假设吗？

来访者：好像是这样。我的老板称赞我，我感觉很好。这有什么错吗？

  然而，她的积极情绪没有持续太久，几天后因为开会迟到她的老板批评了她。"当他批评我的时候我崩溃了，几天前他还在表扬我。"与积极假设相反的消极假设引发了来访者的抑郁情绪："如果我没能取悦他人，他们会谴责我、拒绝我。"来访者可以通过日记观察显著的情绪变化，并帮助他们发现自己遵循的假设／原则。

71

下箭头技术

下箭头技术（downward arrow）是一种可以揭示潜在信念（假设、原则、核心信念）的手段（Burns, 1999）。贝克等（Beck et al., 1993：140）观察到以下现象：

在治疗师要求来访者对一些基本思维做个体化解释之前，许多来访者不能清楚地表达自己的潜在信念。因此，当来访者展现的消极情绪比自动化思维单独引起的更加强烈时，治疗师通过询问一系列"这对你意味着什么"的问题，能够探测来访者内心更深处。

通过追问来访者其情绪性思维（热思维）的个体化意义，治疗师能够帮助来访者逐层剥离思维，最后展现其潜在信念。下箭头技术能定位来访者强烈情绪的认知来源。不同于来访者对自动化思维的反应，下箭头技术揭示的所有思维都被暂时性接受，直到揭露出潜在信念为止。（如果思维一显现就遭到质疑，来访者的注意力会转向其他地方，从而破坏下箭头技术，并且来访者会保留不合适的潜在信念。）在下面的例子中，来访者对与新男友的约会十分紧张，因为她认为"他不会喜欢我"。

治疗师：让我们假设他不喜欢你，那会怎么样？

↓

来访者：我又会变成单身。

治疗师：你变成单身为什么会让你烦恼？

↓

来访者：这难道不是显而易见的吗？

治疗师：我需要听你告诉我，而不是由我自己猜测，为什么这会让你感到烦恼？

↓

来访者：因为没有人喜欢我。

治疗师：如果这是真的，这对你意味着什么？

↓

来访者：那我会永远单身，永远孤独。

治疗师：我来总结一下，你认为"如果没人喜欢我，我会永远孤独，一直单身"？

来访者：是的，这就是我的想法。（来访者的假设显现出来并且得到了确认）

贝克认为，"询问一种思维对来访者来说意味着什么通常会引出一个中间信念（原则／假设）；进一步追问其含义通常能够揭露核心信念"（Beck, 2011: 207；在原文中被强调）。第 81 个关键点描述了通过下箭头技术揭露核心信念的方法。

72

记忆、家庭格言、座右铭

人们遵循的原则根植于亲身经历。有时人们可以将原则追溯至原生家庭早期的
记忆或格言。区分这些经历能帮助人们理解自己的人生方针。

（Fennell,1999:170）

例如，一个来访者记得他的父母告诉他"当你开始自吹自擂或者自我感觉良好
时，要切忌自以为是"。这个来访者到现在仍然记得并且遵守他父母的话，他从不
为自己骄傲，当他对别人的称赞感到欣喜时，甚至会自责。另一个来访者说他像他
的父母一样是"完美主义者"，他每件事都做到最好。他的家庭格言是"永夺第一"，
遵守这一格言使来访者不断努力，这帮助他取得了很大的成功，但同时也产生了大
量的生理心理消耗。

早期的记忆也来自老师、朋友和亲戚。例如，一个来访者说如果他从忙碌的生
活中抽身休息，会产生负罪感："我知道我应该放松，应该经常笑一笑，这有什么
不对呢？"然而，在他的思想里"欢笑"与懒惰和浪费时间相联系。当治疗师问他
这个想法是否和以往经历有关时，他表示他尊敬的老师经常告诉他"只有坟墓里才
允许懒惰，不要浪费你生命里的每一分钟"。来访者认同了老师的话，这让他遵从"最
大化利用每一分钟"的生活方式，并且对浪费时间感到"愧疚"。

修正潜在假设 / 原则

73

引导行为实验

从这一关键点至第 80 个关键点，将围绕修正潜在假设 / 原则的方法展开讨论。行为实验是检验新旧假设最好的方法（Padesky and Greenberger，1995）。潜在假设"如果"部分的实验决定着"那么"部分的内容。例如，一个来访者认为"如果我说出我的需求，其他人会认为我很自私，并且拒绝我"。在与朋友的晚间聚会上，来访者进行了实验，即说出了她想看的电影和想去的餐厅。令她吃惊的是，她的朋友们同意了她的要求，并希望她以后能更多地表达自己。为了进一步验证她的假设，来访者又在几个不同的场合中表达了需求，尽管朋友们没有满足她的所有要求，但尊重了来访者的提议。来访者重新建立了假设："如果我表达我的需求，那么其他人会认为这是正常行为，但是不会每次都满足我。这很公平。"

另一个来访者的假设是："如果我在小组中发言，我会说一些愚蠢的话，所有人都会嘲笑我。"行为实验前她非常紧张，并且反复确认是否会有不好的结果，治疗师则冷静地指出实验之前不可能知道确切的实验结果。此来访者随后在组内发言，发言中有一些结巴，引起一些组员的窃笑。因此，来访者觉得假设得到了验证。然而大部分小组成员没有笑，结巴并不能证明她的愚蠢（除非她认为自己确实愚蠢），只是紧张的表现。同样，除非来访者认为他人对自己有愚蠢的印象，否则笑声只反映了发笑者的麻木不仁。

在讨论行为实验的过程中，来访者和治疗师要注意不能直接跳到结论。细致的讨论过后，来访者决定用自我帮助的新假设来替代不恰当的旧假设："当我在小组内发言时，我需要关注的是学习和自我接纳，而不是认为自己很愚蠢，更不要关注犯错时别人的笑声。""替代假设应被记录下来反复阅读，直到来访者的行为真正开始遵循新假设。"（Fennell，1989：207）

行为实验应该首先被用来检验来访者新原则和假设的有效性，而不是对旧假设的有效性进行检验。穆尼和帕德斯基（Mooney and Padesky，2000）认为关注重建新原则和假设，有以下好处：

（1）改变会更快发生；

（2）建立新假设的合作进程是创造性的而非修正性的，即创造新可能而不是修正旧思想；

（3）来访者的兴趣和动机会有所提升；

（4）假如考虑所有可能性而不是仅限于旧行为模式的狭隘视野，可能会发生更多改变。

综上所述，治疗师应与来访者讨论行为实验的不同方式，而不是假设所有来访者都想要创造新假设而不想修正旧假设（对变化的热切期盼使治疗师经常忽视来访者对变化的固有认识）。

不是所有假设的正确性都能通过行为实验验证。比如，"如果此生我表现得不好，那么来世我将遭受苦难"。假设中的"那么……"部分怎么验证呢？在这个假设中，治疗师想知道"表现不好"是什么意思：是故意表现不好，还是由于人类会犯错的特性而表现不好？来访者的过往经历是持续不断地折磨他还是在一定时间内折磨他？来访者信仰的上帝是仁慈的还是报复心重的？在来世来访者有没有可能获得奖赏而不是受到惩罚？通过讨论，治疗师努力帮助来访者建立对来世的平衡观点，来代替他之前所坚持的未来一定会遭受磨难的看法。

如果无法测试假设中的"那么……"部分，来访者可以进行另一种行为实验，即在宗教领域做一些知识性调查以确认他自己的观点（见第59个关键点）。调查的结果是，来访者说他找到了比治疗师更"权威和容易理解"的人来讨论他的困扰，于是他不再来进行治疗了（治疗师告诉督导，他自己很犹豫要不要持续进行有关来生的谈话，因为自己对宗教一点儿也不感兴趣）。

74

"应该"和"必须"的违反

　　生活原则经常是以刻板的"应该"和"必须"形式呈现的，比如，"我应该不让任何人失望"或者"我必须一直坚强、有能力"。修正这些原则的一个方法是违背原则并且观察不愉快的暗含的"否则"是否出现（"我必须一直坚强、有能力，否则我会被鄙视"）。例如，一个来访者的原则是"我应该在办公室花费大量时间工作，否则我的同事会认为我很懒散，并且不再尊重我"。她同意改变她的办公时间，有时会晚到一些，有时早走一些。一些同事称赞她"不再过度工作，开始照顾自己"，并且表示他们从不认为她很懒散，除非有非常严重的事情发生，否则他们不会不尊敬她。其他同事表示他们对来访者的工作时间不知道也不感兴趣，因为他们只忙于自己的工作。这些回复帮助来访者纠正她对自身吸引注意能力和被尊重程度的高估。

　　顺带一提，当来访者害怕失去他人的尊重时，治疗师需要询问，来访者是如何知道自己会失去他人的尊重的；更可怕的是，来访者可能会发现别人从来没有尊重过自己（有时事实就是如此）——那么，如果来访者想要获得他人的尊重，就需要做出某些行为改变，如变得更真诚。此外，需要认清自己是否是因为性格好而被人们喜欢，还是因为自己有独特的才能、成就而被尊重，这一点也很重要。因此，你可以被人喜爱但是不被尊重，也可以被尊重而不被喜欢。

　　修正刻板原则意味着要使原则合理化、灵活化。来访者的新原则是"如果需要，我不介意长时间工作，但是这不是影响同事对我的看法的手段。无论是否能得到他人尊重，我会尽力在工作上做到最好，而不是向同事证明自己"。

除了合理化和灵活化，相较于旧原则非黑即白的特性，新原则通常是冗长而细致的，因为它能够从心理和行为两个维度帮助来访者对日常生活的挑战做出不同的应对。如此冗长的新原则也许成为来访者的思维累赘，并且可能在记忆、排演新原则的过程中出现错误，因此治疗师可以建议来访者建构一个精简版的原则，例如"我要在工作中做我自己，而不是证明我自己"（来访者最终会将新假设扩展到其他生活领域，在这些领域她同样不希望失去其他人的尊重）。

第三部分 认知行为治疗实践

75

个人协议修正

假设和原则可以看作来访者与自己制订的协议（Blackburn and Davidson, 1995）。例如，一个来访者的协议是"如果我帮助了朋友，那么他们也应该帮助我"；然而，在她需要帮助的时候她的有些朋友并没有提供帮助，协议并不总是被满足，她对朋友的"背叛"十分失望。大卫·伯恩斯（David Burns）准确地指出了协议中存在的问题——协议的假设是互惠原则："互惠是暂时的、固有的、不稳定的交换，通过不断努力才能达到。互惠需要双方一致、互相交流、妥协及成长，需要双方的协商和努力"（David Burns，1999：174）。来访者不理解其中的关键问题并且认为她的朋友必然充分了解协议，但是事实上这个协议是单方的，不是双边的，因此无效。

当一些朋友不对来访者提供帮助时，为了不再感到失望，她决定将自己的个人协议重构得更合理、更真实："我帮助我的朋友，是因为我想这么做，我不再单方面觉得他们应该反过来帮助我，但如果他们偶尔能帮助我，那就太好了。"另一个最近刚失业的来访者单方面认为"当我迫切地想要一个工作，其他人应该给我提供一个"；不幸的是，他没有通过任何工作面试并且开始对不公正感到绝望。来访者忽视了一个简单的事实：公司依据相关的工作技巧和能力挑选申请工作的候选人，而不以对工作的迫切心情和需要为基础。来访者根据现实情况对自己的协议进行了重构："我非常想找一份工作，但没人会平白无故地给我。我必须继续申请并且确保我的技能适合我申请的工作。每次面试失败我会寻求反馈以提高面试技巧。"在第十一次面试中，来访者最终成功找到了工作。

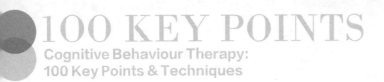
76

检验假设和原则的短期和长期效益

来访者经常关注于特定假设和原则带来的眼前利益，而很难看到其长期有害。毕竟，如果原则和假设现在产生了好的结果，他们为什么还要关注长期结果呢？而治疗师的工作正是帮助他们意识到遵循这些原则的长期结果。

来访者认为自己有其他人的支持才能感觉良好，这实际上是让其他人控制自己的情绪（无论其他人是否意识到这点）：获得他人支持让他们情绪高涨，受到反对让他们情绪低沉。让寻求支持者目光放远些，使他们意识到自己在得不到支持时会经历的情绪困扰，让他们开始重建自我帮助的有价值假设，而不是让自我价值随情景变化，这点十分重要。例如，"别人能够支持我很好，但他人的支持并不是必需的，也无法持久。更好的方法是自我接纳（见第 93 个关键点），这意味着我可以综合地、平静地看待自己，包括自身的缺点。"

一些来访者将自我价值与特别表现相联系，要打破这种联系可以通过帮助来访者将自己看作不可评估的个体，因为只有表现是可评估的："无论我的表现是好、坏还是平庸，都与我的个人品质没有关系。我会学着着重评估自己的表现，但不会再随意给自己贴上如无用之类的标签。" 一些来访者会自发地认为，当他们表现好时给自己评分是没有问题的。不随意评估自己这一点只适用于表现不佳的人（治疗师需要检验来访者是否拥有这一信念）。事实上，不随意评估自己这一点适用于所有表现，这更便于记忆，同时还能在人们对自己形成新理解的过程中提供认知上的一致性。

77

包含原假设优点、摒弃缺点的替代假设

不合适的原假设一般包含刻板的、极端的内容，比如"如果我不能总是保持高标准，那么这会证实我是没有能力的"。即使保持了自己的标准，来访者也不会感到真正的高兴，他总是因为担心达不到标准而沮丧。来访者自己知道应该修正假设，但是害怕修正之后自己的高标准会急剧下降："我知道这听起来很奇怪，但它激励我这样思考问题并且取得了一点儿成功"。

治疗师：你修正假设的目标是保持成功和动力，但摒弃自我贬低，也避免产生抑郁情绪。

来访者：这听起来很好，但是我怎么改变呢？

治疗师：好吧，看你假设中的"如果……"部分，你觉得这部分有什么问题？

来访者："总是"没有给自己留下低于高标准的余地，但是有时我确实达不到。

治疗师：并且这个假设中你对自己完全没有同情和理解。看你假设中的"那么……"部分。

来访者：我担心如果我放弃"总是"的要求，我的标准会变得很平庸。

治疗师：你刚刚说了另一个假设，也需要检验一下。你给"总是"赋予了一种神秘的力量，这种力量是依存你而存在的。如果你不相信"总是"，"总是"就没有力量。换一个不那么极端的替代假设，当你没有达到高标准时会产生不同的、富有同情心的结果。哪个假设对你来说更合适呢？

来访者：好吧，我真的很想保持我的高标准，但是……

治疗师：这是个好的开始。

在与治疗师更深入地讨论后，来访者的新假设丢弃原假设没有帮助的部分，而保留了有帮助性的部分："我真的希望保持高标准，但如果我没有达到，这种情况确实发生过，我不会责备自己没有能力，相反，我会接受这种情况带来的结果并想办法补救。"显而易见，在治疗师办公室里的口头上的新假设几乎没有信服力，除非在以往出现旧假设的各种情境中，来访者坚持重复按照新假设行动。在治疗的结尾，来访者经历过几次没有达到高标准的情况（他没有变得平庸），此时他关注于"哪里出问题了，应该纠正问题"而不是自我责备。他说以前他把时间浪费在"感觉糟糕，对自己失望"上，现在则开始有效率地解决问题。

78

列出原则、假设的优缺点

治疗师应该鼓励来访者列出和检验特定原则和假设的优缺点（该技术在自动化思维中的使用参见第 53 个关键点）。在下面的例子中，来访者的假设被写在治疗师办公室的白板上，白板分为优缺点两个部分。

假设："如果我不控制我的情绪，那么我会变得不稳定和歇斯底里"

优点	缺点
①"使我更坚强" ②"人们欣赏我的冷静" ③"实话实说，我感觉自己比情绪混乱的人更优越"	①"我也感觉情绪压抑" ②"这常常是我在他人面前的伪装，因为我怕展现真实的自我" ③"高人一等的感觉不持久，我开始疑惑谁是真正的情绪混乱者，是我还是其他人？" ④"其他人表达自己的情绪，也不会变得不稳定和歇斯底里。我没有给自己表达情绪的机会" ⑤"为了不让别人觉得我歇斯底里、失控了，我有时甚至不允许自己大笑"

这个技术经常出现的情况是最终缺点多于优点（不过当来访者更容易写出其原则和假设的优点的时候，治疗师要鼓励来访者关注缺点）。治疗师可以要求来访者检验优点并确认它们是否真的是优点：

治疗师：你真的感觉你在情绪上很坚强吗？

来访者：不完全是这样，我的一个朋友能够随着自己的情绪哭哭笑笑，他不担心别人的看法，那才是真正的坚强。如果我放任自己的情绪，我总是担心其他人对我的想法，所以我一直尝试控制情绪，我才是真正的情绪混乱。

治疗师：你不用一直保持这种方式。

　　当缺点多过优点，并且一些优点开始弄巧成拙时，来访者更可能开始改变并产生更多有益的假设，在以上的例子中新假设是"我想表达我的感受，而不是一直压抑控制。我不再认为适当的情绪表达会使我变得不稳定和歇斯底里。虽然至今我一直否定自己，但是我实际上想拥有一个更丰富的情感世界"。来访者的新假设可以精简为"体验、探索、表达自己的情绪"。通过这个假设，来访者可以探索新的可能性，比如当发生有趣的事情时大声欢笑。而非像以前那样为了自我控制，有其他人在场时只能轻轻地窃笑。

79

假设和原则发展历史的探索

芬内尔认为"理解功能失调性假设形成的过程缩短了个体与假设的距离"（Fennell，1989：206），因此可以对假设进行更公正的评估。假设的发展通常在人生早期开始（但并非必然如此），通过经验以及人际交往，儿童会形成假设和原则，这些假设和原则帮助他们理解世界。例如，当一个孩子淘气的时候，她的父母严厉地批评了她——"你太淘气了，如果你不约束自己的行为，没人会喜欢你"——之后她尽力听话。"听话"最终成为她隐含的假设："除非我取悦他人，否则他们会因为我不招人喜欢而批评我、拒绝我。""听话"策略在儿童时期是适用的，因为可以避免大人的批评和愤怒，但是作为一个成人，来访者的温顺不适合于人际交往（家庭、工作、社会），并且他在生活中过度考虑其他人（"我总是想知道别人对我的看法，他们喜欢我吗？我让他们失望了吗？虽然很荒谬但我不能停止这么做"）。

通过比较假设在童年期和成年期的运作，来访者发现假设已经失去了作用（"总是尝试取悦别人、关心他们是否喜欢我让我很疲惫"），这引导她发展出了一种自我帮助的适度假设："有时我仍然想要取悦其他人，但我不是必须这样做。我开始取悦我自己，为我自己说话，如果别人因此拒绝我、批评我，这当然很糟糕，但是不管别人怎么想我都是招人喜欢的。"新原则或假设在治疗师办公室中只是理论性的，为了使假设内化需要将其投入来访者生活中的日常实践，这可能需要几个月或更长的时间来适应（当然有些来访者会对适应时间之短感到惊讶）。

来访者发现，当她站在自己的立场上，她极大地高估了别人批评她的可能性。她实际遇到的批评使她能够检验自己的新信念，即"不管别人怎么想我都是招人喜欢的"（"当我想到别人不喜欢我时，我不再像以前一样脆弱和摇摆"）。她说最令人高兴的改变是"不去想别人的想法，花更多的时间关注自己的想法，并且享受自己的兴趣"。

80

应用想象修正假设

第 58 个关键点说明了使用想象修正自动化消极思维的程序。这里将介绍使用想象修正功能失调性假设。例如，一个焦虑的来访者一直产生"晕倒在繁华街道"的痛苦假想，她总是假想自己被其他人嘲笑。她的假设是"如果我在公共场合晕倒，那么人们会嘲笑我，叫我醉鬼"（公共场合包括各种情景，比如商场、火车站、公共图书馆）。为了帮助来访者摆脱"晕倒和嘲笑"假想，治疗师引导来访者重新理解这个情景。

治疗师：闭上你的眼睛，想象你在繁华的街道上晕倒了。发生了什么？

来访者：我没有意识了，人们开始指指点点嘲笑我，并且说"她是个酒鬼"。

治疗师：当你没有意识的时候你怎么会知道人们怎么做或者怎么说？

来访者：确实，我没想过这一点。

治疗师：你认为你会晕倒多久？

来访者：大概几分钟。

治疗师：当你睁开眼睛你看见了什么？有人在笑吗？

来访者：没有，他们问我是不是还好，要不要叫救护车。

治疗师：你能听见有人叫你"酒鬼"或者其他别的吗？

来访者：没有听见，人们关心我的健康，扶我站起来并且帮我捡包。

治疗师：然后发生了什么？

来访者：我们道别了，我感谢他们帮助我，然后他们投入到被打断的工作中，我走回家，脚下略微不稳，但是一直到家都感觉身体没问题。

治疗师：这次在公共场合晕倒你感觉怎么样？

来访者：没有那么焦虑了。

治疗师：你有什么改变呢？

来访者：如果我在繁华街道晕倒，那么人们更可能帮助我而不是嘲笑我或叫我"酒鬼"。（新假设）这是人们更真实的反应。（来访者睁开眼睛）所有事情都会过去，对吗？

治疗师：看起来是的，你曾经看见过任何人晕倒吗？

来访者：看见过。几年前我看见有人在购物中心晕倒了，许多人帮助他。我不知道我为什么觉得别人会用很讨厌的方式对待我。你知道吗？

治疗师：我们在以后的治疗中讨论这个问题，可以吗？（来访者点头）为了增强结果的真实性，你需要有规律地进行想象练习。

来访者：我能理解其中的意义。

来访者通过项目练习（Lazarus，1984）建立了新假设，来访者对困境反应的现实评估是新假设建立的基础，其公共场所晕倒的相关记忆会对新假设产生强化作用。如果来访者在想象练习中包含其他人叫他"酒鬼"的情节，治疗师可以问她："这句话到底是谁说的，是你还是陌生人？"来访者为什么假想如果她晕倒了人们会产生无礼的反应呢？可能是因为在早期的人际关系中她曾被恶劣地对待，她视这种恶劣的对待为常态，她质疑"人们怎么会在我晕倒后表示善意呢？"

揭示核心信念

81

沿箭头向下

　　自动化消极思维已经得到解答，功能失调性原则和假设也得到修订之后，治疗性干预的下一个目标是核心信念（如果临床上有必要的话——详见第 16 个关键点）。核心信念是我们对自己（比如"我不够好"）、他人（比如"你不能信任任何人"）和世界（比如"世间万物都在和我作对"）的基本评价。认知行为治疗师需要帮助来访者发现一些非适应性的核心信念（绝对化和过度概括化）。在这里和接下来的几个关键点（第 82 ～ 84 个关键点）中将阐述揭示核心信念的方法。包括下箭头技术（在第 71 个关键点提到过的用来发现来访者潜在假设的方法），其通过追询来访者对于每个想法所赋予的个人意义来发现核心信念。很重要的一点是，治疗师不能挑战来访者的想法，因为这会阻止"箭头"向更深处发掘。同时，治疗师也不能问一些冗长的问题，这会使来访者从经常性的、强烈的、内省性的关注中分心，不利于顺利完成练习。此外，治疗师也不能将自己对于来访者问题的观点带入问题中（比如，"在我看来你的意思是你不是一位成功人士。不成功对你而言意味着什么？"）。在接下来的这个例子中，来访者对于她丈夫突然要工作到很晚的情况甚是担心。

　　治疗师：对于这件事，你在焦虑什么？

　　　　　　　　↓

　　来访者：他可能有外遇。

治疗师：如果他有外遇，那怎么办？

↓

来访者：额……他可能会和婊子一起逃跑。

治疗师：如果他确实和"婊子"一起逃跑……

↓

来访者：（变得泪流满面）我会形单影只、一无是处。

治疗师：如果你形单影只、一无是处，这意味着你怎么了？

↓

（问来访者"这意味着你怎么了"而不是"这对你而言意味着什么"，这样更容易揭示核心信念——详见第 71 个关键点）

来访者：这意味着我是毫无吸引力的，令人厌恶的。（核心信念）

"询问高情感性事件的意义通常会导致更快的图式（核心信念）识别。"（Padesky, 1994：269）并不是所有情况都适合使用下箭头技术，因为来访者有时候也许已经知道了自己的核心信念是什么。在上述例子中，来访者就非常担心她的丈夫会有外遇。

治疗师：如果你形单影只、一无是处，这意味着你怎么了？

来访者：这意味着我是毫无吸引力的，令人厌恶的。

这一点最好先问清楚（这同样适用于揭露来访者的原则以及潜在性假设），因为过于频繁地使用下箭头技术进行深入探索，可能会令来访者感到厌烦。

82

连词的使用

"连词"是治疗师使用如"那就意味着""如果情况是那样的"或者"那么"一类的短语引导来访者完成他的想法（DiGiuseppe，1991b），进而推动来访者思想的列车驶向认知的终点站（核心信念）。正如在下面的例子中，每当来访者讲完一句话后，治疗师不是结束话题，而是用一些连接短语代替。

来访者：在我第一次约会时我可能会把事情搞砸。

治疗师：如果你确实搞砸的话……?

来访者：那将是一场灾难。

治疗师：那将意味着……?

来访者：我是个十足的笨蛋。（核心信念）

迪吉斯伯（DiGiuseppe，1991：168）观察到：

这个方法的一个优点是它可以使来访者持续关注自己的思想。治疗师说得越少，来访者越不需要回应治疗师的话或者关注治疗师是否理解他们。连接短语使来访者关注于自我陈述的意义。

我们目前使用术语"言语经济"（verbal economy）来表达与迪吉斯伯相同的观点。有时候治疗师也需要调查来访者对某些词的特殊用法以便于梳理出其中蕴含的核心信念。比如，"缺根筋"意为"我很傻"，"我是那种不热烈的人"意为"我令人感到无聊"。来访者所谓的"十足的呆子"意为"完全对女人绝望"，这个核心信念反映了自我的某个方面（与女人的关系）而不是对整体自我的评论或谴责。比如，当一个来访者说他是"无用的"，治疗师就需要查明这个信念对来访者的生活有多大的影响，而不是急着得出结论，认为该信念在他生活中运用十分普遍。

83

补全句子技术

核心信念是全球通用的术语，治疗师可以在她的写字板或挂图上写一些不完整的句子并要求来访者补全信息，从而找到其关于自身、他人和世界的核心信念（Greenberger and Padesky, 2016）：

● 我是……无能的

● 人们是……威胁的

● 世界是……危险的

这个简单的技巧对于智力和言语能力有限的来访者而言是很有帮助的（见第12个关键点）。另一个补全句子的例子是来访者在治疗师的"因为"提示下发现核心信念。我们发现"因为"这个词的使用（而非过度使用）也是"言语经济"的一个典型例子，并且能够揭示来访者的大量信息。记录你的谈话，同时评估你使用"语言经济"的频率是值得的；言语不当通常会使治疗师感到尴尬。

来访者：我十分害怕工作坊出什么岔子。

治疗师：你害怕工作坊出岔子是因为……？

来访者：那就意味着我向全世界声明我是个骗子（核心信念）。我没有能力主讲一个工作坊。事实上，我没资格做。

有时候来访者会在即将揭示出他们的核心信念的时候止步不前，此时调查就显得尤为重要：

来访者：你知道的，当我陷入这种情绪时，我唯一能想到的就是我……哦，我不知道该怎么说（叹气）。我可能又在胡说八道了。

治疗师：在"我……哦，我不知道该怎么说"之间的空隙中可能丢失了一些重要的信息。你愿意试着补充这些信息吗？

来访者：好吧，我想说的是，我有时候觉得自己是个彻头彻尾的失败者，这样想很奇怪是不是？

治疗师需要格外注意来访者的核心信念，因为有些核心信念可能并不像它们表达出来的那样。例如，一个人说"我真的很愚蠢"，这可能只表达了他当时的强烈挫败感（比如无法完成填字游戏），在此背景之外并没有更深或更广泛的认知意义；然而，治疗师在倾听时（也许过于急切地）从来访者的叙述中发现对自我的负面评价，从而下意识地、轻率地把这个负面评价作为来访者的一个核心信念。

84

作为自动化思维出现的核心信念

正如我们在前面所提到的，自动化消极思维经常是认知行为治疗中第一个治疗性干预的目标，也是缓解来访者症状时最早需要修正的思维。然而，在治疗师尝试着修正某个特别的自动化消极思维时可能会陷入困境，因为她实际上试图修正的目标可能是一个核心信念而非自动化消极思维。这种疏忽可能是由于治疗师缺乏知识或经验，也可能是由于治疗师相信来访者在她的解释下会自动知道什么是自动化思维。在下面的例子中，治疗师成功检测到隐藏在来访者自动化思维中的核心信念。

治疗师：当你的老板解雇你时，你内心有什么样的想法？

来访者：该死的！不要再这样了。我鞍前马后地工作，结果却是这样。我应该有比这更好的结果。老板真是太没有人情味了——"简单来说，收拾桌子上的东西，然后给我出去。"呵！真是太谢谢你了女士。我该如何支付抵押贷款？奋斗，奋斗，奋斗，这就是我所做的全部。"为什么会是这样的结果？"我问自己。我就是个失败者（核心信念），这就是原因。我知道整个过程又开始了——千辛万苦地寻找另一份工作，还有更多让人头痛的面试。谁说生活很容易？我有时候倒希望它能容易点儿。我不知道……我好像把一切都搞砸了。

治疗师：听起来真是一段艰难的日子。但是在我们更深层次地看待这些问题之前，我们可以先关注你说的一些事情吗——"我是个失败者"。这是你对自己的主要评价吗？还是仅仅与你现在所遇到的工作困难有关？

来访者：我不是很确定。当情况变糟，我确实认为自己是失败者，但是当情况好转时我认为自己也挺好，挺正常的。现在想想，我确实越来越频繁地认为自己是个失败者。

治疗师：你是想现在关注"我是个失败者"这一信念还是把它留到之后的治疗中？

来访者：留到之后的治疗中吧。我想谈论的是失业和寻找另一份工作。这是我现在遇到的主要麻烦。

当在识别自动化思维的过程中发现一个核心信念时，治疗师想确认来访者是否已经意识到自己发现了核心信念，并且能够知道核心信念对于情感问题的持续有多重要。即使她确实意识到了核心信念的重要性，她能做好准备并有意愿、有能力处理它吗？或者她希望先通过处理表面的想法掌握一些认知行为治疗的技巧，然后再处理核心信念？一般而言，认知行为治疗的后期才处理核心信念，因为"在治疗过程中当来访者感觉受到威胁并拒绝改变时，过早挑战核心信念会得到适得其反的效果"（Blackburn and Davidson，1995：82）。然而，对于那些有人格障碍的来访者而言，治疗早期就应该开始识别和修正长期的顽固性的核心信念（比如，"我很坏"），因为这些信念已经在各种情境中被激活，并且成为这些来访者长久以来的观念。正如戴维森（Davidson，2008：45）所说："核心信念是人格障碍中的自动化思维！"

发展和强化新的或现存的核心信念

85

教来访者关于核心信念的知识

　　教来访者关于核心信念的知识可以作为改变他们的前奏。核心信念经常在早期学习经验的启发下形成，然而也可以在后期形成。比如，一个为自己的强壮和足智多谋而自豪的人，因在一场车祸之后无法恢复到繁忙的生活中，而谴责自己的"软弱和无助"。核心信念可以是积极的（比如，"我很讨人喜欢"），也可以是消极的（比如，"我不讨人喜欢"），大多数人两者都有。核心信念对输入的信息进行加工，从而决定了我们如何感知事物；在一定程度上，我们只能看到核心信念允许我们看到的东西。潜伏的消极核心信念经常被激活，并在我们受到情感困扰的时候进入我们的意识，比如，一位来访者由于婚姻失败而变得沮丧，因为他认为"没有她我就是没有价值的"。由于这种信念支配着他的思维，所以任何与之相违背的信息或经历都会被驳回、扭曲或者被忽视，而且来访者会更主动地加工能够证实其信念的信息。

　　比如，来访者的朋友们对他说"你对我们仍然是有价值的"，但是来访者不相信这些话，因为他对自己的评价是"毫无价值"，这种差异性的信息与他的自我评价不"吻合"。但是，他会关注与他的自我评价相"吻合"的信息："如果我对他们仍然很有价值，为什么自从妻子离开我以后他们看望我的次数越来越少？他们在撒谎。"治疗师可能会询问来访者如果他们拥有更积极的核心信念指引着他们，人生之路会有什么不同；以及在一个新的信念开始生效后，他们会看到什么样的未来。对于一些来访者而言，这个信息可能是一个启示，因为他们将不再认为生活是恣意地"选择我去受苦"，而是明白了人生之路反映了他们的某些信念。例如，"我认为自己是第二好的，那么我就会想 '我为什么要努力？'，尽管我知道这种想法让我难以取得任何进步"（见下面投降者的反应）。

以下是应对消极核心信念的三种主要不适行为反应（Young et al., 2003）：

（1）投降者——接受信念的人（比如，"我是第二好的"）并且行为与之一致，在生活中不期待太多也不推动自己成功。

（2）回避者——这类人回避可能触发该信念的各种情境和与之相关的消极情绪（比如，不参加聚会，以防出现没有人与他交谈的情况）。

（3）过度补偿者——这类人会与这一信念作斗争，证明自己不是第二好的（比如，开始自己创业，不幸的是很快就失败了）。

来访者可能在不同的时间表现出以上所有行为反应，但有些反应比其他反应被使用得更频繁。例如，有时来访者对自己的次优地位感到非常愤怒，他决定与之抗争（过度补偿），但无济于事。然后他又回到了投降和回避的主要反应。

核心信念的教导不必太细或持续太久，比如治疗师对一位认为自己很笨的来访者说（要用例子阐述自己的观点），她一直在重复性地用能证实自己"愚蠢"的方式去思考和行动；为了停止这种信念，她需要以一种有待开发的新的核心信念去思考和行动（这是下一步）——"这很容易理解，但是改变我的信念容易吗？坦白地说我有点害怕，这一定是个艰巨的任务，毕竟这个信念已经存在这么多年了。"治疗师可能会回答："这可能需要一些努力和冒险，但是一定能够改变。"

信念的改变充满各种可能性，对一些来访者来说，这些改变对他们自己和他人存在太多令人担忧的未知数。此刻他们就决定终止治疗：

对于是否改变信念，治疗师需要尊重来访者的意愿。以我的经验来看，许多来访者仔细审视信念改变的"悬崖"，最终由于感觉到风险而放弃跳跃，随遇而安。

（Dobson, 2012:86）

至此可以对治疗的过程做一个总结，如果来访者之后再回来接受治疗，仍然可以选择从改变信念入手。治疗可以就此结束，这样双方都感到满意，来访者不会因为自己逃避挑战深层次的改变而感到挫败，治疗师也不会自责因技术不够娴熟而没能说服来访者改变核心信念。

86

发展可代替的核心信念

只要来访者认清了自己的关键核心信念，并且关于信念的教导也已经开始，接下来对来访者来说培养一个新的适应性的核心信念是非常重要的。穆尼和帕德斯基 (Mooney and Padesky, 2000) 建议这些新的核心信念应该以来访者自己的话语表达——他们不必刻意与旧的核心信念相反（比如，"我是无能的"替换成"我是有能力的"；"我是无价值的"替换成"我是有价值的"），主要的关注点应该放在建立和强化新信念，而不是修正和弱化旧的不合适的信念。一些治疗师可能认为在治疗中认真彻底地审查一个失调的核心信念会自然地破坏它，然后来访者就会摆脱它的干扰。然而，正如迪吉斯伯所指出的，挑战并不足以改变不正常的核心信念。

人们总是坚信他们知道现有的信念在逻辑上有缺陷、不能准确预测现实，但是并没有其他信念来代替这种有"缺陷"的信念。科学史上有很多这种例子。无论有多么充足的证据证明观念的错误性，人们也不会放弃，除非他们有替代性的信念取代它。

(DiGiuseppe, 1991a: 181)

因此，治疗师应该鼓励来访者关注于他们想成为怎样的人，而不是纠结于他们到底是怎样的人。这种关注可以通过询问来访者下面的一些问题来启动：

治疗师：不把自己当作失败者的话，你想怎样看待自己？

来访者：我不知道。

治疗师：让我们现在想想。我们要把接下来的治疗时间都花费在谈论你是个失败者这件事上吗？（建议做与来访者预期相反的反应）

来访者：我也不想。我觉得我可能会认为自己是有一定能力的。

治疗师：如果你认为自己是"有一定能力的"，那么你的生活会是什么样的？

来访者：额……我将向生活中的坎坷学习，并且在事情不顺时不为难自己。当我做得正确时我会赞扬我自己。我不知道还能说什么。

治疗师：这就很好了。听起来是一个好的开始。

　　治疗师不应该期待来访者新的核心信念在治疗开始就是完全有框架的、坚定的：来访者对新信念的信服程度会通过支持性的证据不断加强，同时对旧信念的信服程度会随着对过去那些证据的再检验而减弱。

　　关于核心信念的工作可能是相对明确的或者更加困难的。在之前的治疗中，来访者确实存在一个积极的核心信念（"我很讨人喜欢"），但是在和好朋友争吵后心情低落的时候很容易失去这个信念（"我只是感觉现在没有人喜欢我。我们从小就是朋友"）。帕德斯基(Padesky, 1994)认为低落情绪与现实情况矛盾的证据（"让我们列举一下你现在拥有的朋友"）能够快速地重新激活来访者积极的核心信念，改善他在治疗过程中的低落情绪。

　　在之后的治疗中，如果来访者没有呈现治疗师支持的积极的核心信念，可能是因为来访者存在长期性的干扰新信念发展的问题（比如，来访者经常认为自己是"坏的"），这时候第一步就是确立一个积极信念。考虑到来访者的自干扰状态，这一步可能很难完成，因为"没有一个突出的可代替的（甚至只是稍微相信的，仅仅停留在智力水平而不是情感水平的）信念，来访者无处'储存'那些与现在的消极信念相反的信息"（Fennell, 1997:14）。

87

连续集的使用

来访者的消极核心信念总是建立在绝对化的术语中，比如，"你要不成功，要不失败，而我是生活的失败者"。连续集的使用（比如，一个 0 ~ 100% 的量表）将灰色阴影引入来访者的思考中，以此帮助他们形成对自己、他人和世界更平衡、更现实的评估（最终达到连续集的中点）。帕德斯基和格林伯格（Padesky and Greenberger, 2020: 198）认为"如果构造了量表或连续集，并且其数据用来衡量新核心信念而不是旧核心信念，是最有治疗性的，因此核心信念在逐渐转变。对于来访者而言加强新核心信念的小小转变往往比削弱旧核心信念的小小转变更具有可能性"。

比如，如果核心信念的改变是通过持续性关注旧信念（"我是无价值的"：90%）来评估的，来访者可能会对5%的降幅作出悲观的论断："好吧，我想它有点改变，我现在只有85%是无价值的。"但是当连续积极评估新信念（"我是一个还可以的人"：10%）时，5%的增长就可以让来访者产生一种新的对变化的乐观感受（"我开始看到一丝曙光，也许我能够是一个还可以的人"）。当这样的连续评估被建立起来，治疗师应该帮助来访者定义量表上极端条目的终点，这样他就会看到变化的确在发生（如果在这些终点之间没有非常强烈的对比，来访者就不会清晰地感知到他究竟改变了多少）。在下面的例子中，来访者定义了0、50%和100%的点。

新核心信念："我有一定的能力"

0	50%	100%
从来没有能力	有能力，但有时候没有能力	总是有能力的

　　治疗师询问来访者其在连续集所处的位置（"在 20% 的位置上"）。这个评估可以当作一个有规律的参照点，用来记录来访者朝着连续集中点的进步。可以基于从各种资源中收集的信息和证据来评估进步，比如积极的数据集（详见第 88 个关键点）。一些来访者可能想最终达到 100% 这个点，但是这意味着开始的那个适应性信念最终将蜕变为一个非适应性信念（因为来访者不可能在任何方面都有 100% 的能力）。这个连续集可帮助来访者形成一个对自己和自身经历较灵活的（而不是僵化的）观点，莱希（Leahy, 2017: 162）建议来访者更改他们的绝对化陈述，而以"有时我……"这种句式开始。这就像一个修饰语，鼓励来访者灵活地思考，例如，"有时我把事情做错了""有时我因为做得好而受到同事的称赞"。

88

积极的数据集

西布鲁克 (Westbrook, 2014: 27) 强调，积极数据集只注重收集积极的证据，"它显然不是为了平衡，因为你的来访者很可能已经花了多年时间来收集似乎支持他们消极信念的证据"。因此，收集积极信息一个最大的难点在于旧的核心信念会使来访者怀疑或不信任任何与之相反的信息。帕德斯基 (Padesky, 1994) 将这种坚持对某人或其他事物持有偏见的方式与习惯性反应联系 [弗卢（Flew, 1975: 29 ）认为偏见指的是"合理评估证据之前形成的信念，或者完全无视证据"]。比如，一位来访者新的核心信念是"我对于一些女人来说是有魅力的"，但是当某个女人似乎对他感兴趣时，他的旧信念"我对女人没有吸引力"就会引导他认为"她只是在我这儿消磨时间，直到她找到真正喜欢的人"，因而变得沮丧，认为旧信念"绝对正确，而尝试相信其他的信念只是在欺骗自己"。

治疗师：那个似乎对你感兴趣的女人怎么样了？

来访者：她去和别人聊天了。我的人生故事向来如此。

治疗师：你觉得为什么她一开始找你聊天？

来访者：（耸了下肩膀）她没找到其他人。

治疗师：聚会上那时只有你一个人吗？

来访者：当然不是。房间里有很多人。

治疗师：你觉得她对你怎么样？

来访者：我不得不说她是聪明活泼的。

治疗师：你表现如何？

来访者：我也试着表现得聪明活泼，但是我在想"我喜欢你但我知道你不喜欢我。你不是真的想和我聊天"。

治疗师：当你带着这些想法去表现时发生了什么？

来访者：我努力着继续聊天。但是我的脑海里一直充斥着这些想法，我无法集中精力听她讲。我感到非常不舒服，甚至是尴尬，之后她就去找别人了。

治疗师：有没有这种可能性，如果你把这段谈话坚持到最后，她会陪你更久？

来访者：有可能。

治疗师：也有可能一开始就是因为她喜欢你所以才找你聊天，或者至少你看起来对她有吸引力？

来访者：也有可能。好吧，我知道你的意思。我愿意承认她可能的确对我有一点兴趣，是我自己把事情搞砸了。

　　当来访者几乎不相信其新的适应性信念时，从其生活的经历中找到积极信息是很难的；因此，在治疗中治疗师需要时刻注意帮助来访者识别支持新信念的信息，比如，告诫他们对支持新信念的信息要尝试着敞开心扉进行加工，而不是紧闭心门，无论这种支持多么微弱。

89

模拟行动

模拟行动（acting "as if"）指的是来访者模拟采用他的新信念来行动，即使他此刻并不是那么强烈地相信这一新的信念。这种支持新信念的外在表现也可以强化新信念，进而激励更多与新信念一致的行为；反过来，这些行为可以进一步强化信念，直到信念被内化。建议来访者要挑选一个特定场合或场地开始模拟行动，而不是试图在很多场合下直接推动 "新自我"，这样来访者很可能不堪重负。麦凯和范宁（McKay and Fanning, 1991: 112）认为：

第一个模拟行动的场合要选择你生活中相对安全的区域。不要试图解决你认为最有压力的事情。找一个在你生活中高度可控的领域，并且有充足的机会将你的新信念付诸实践。

比如，一个来访者的新核心信念是"我可以变得有效率、有条理"，支持新信念过程中他选择将清理小汽车作为第一步，并且在转移到更具挑战性的生活领域（比如理财）之前，接连几周处理家里家外的家务活。"假装"最终会变为"我是"：听起来很神奇，但是你确实会成为你假装成为的人（McKay and Fanning, 1991: 119）。道布森（Dobson, 2012: 91）认为"行为表现（模拟行动）也许是改变信念唯一有效的技巧"。我们会对"假装"这个词提出异议，因为它可能暗示一些来访者，他们 "有能力改变"这件事是自欺欺人，所以我们会将其修改为"只要有足够的决心，你可以成为你想成为的人"。

　　模拟行动时一个主要的难点在于这些陌生的新行为让来访者觉得他们好像"骗子"，并且认为"这不是我"。这可能导致来访者灰心丧气，而不再继续甚至终止这样的模拟行动。然而，治疗师可以安抚来访者，告诉他们这种奇怪或者不熟悉的感觉在改变过程中是很正常的，鼓励他们学着容忍这些旧行为到新行为的转变过程中产生的不舒适感，进而使新信念的转变得以继续。正如我们对来访者所说的："如果你不感到奇怪，你就没有经历改变！"不同的表现暗示着崭新的一面，而不是虚假。豪克(Hauck, 1982)认为那些被来访者视为"假装"的行为不过是在磨合一双新鞋而已。

90

新核心信念的历史测试

非适应性核心信念通常形成于童年时期，之后的许多年，来访者可能已经收集了大量的证据来支持并强化这些信念。然而，这些所谓的阐释了她生活"真相"的证据仅仅是这些信念所带来的持续不断的负面偏见的产物。以新核心信念的视角来审视她的过往生活，对于来访者而言可能是富有成效的，同时也是新奇的（"我从来没有以你鼓励我的方式来看待问题"）。帕德斯基（Padesky，1994）建议将来访者的生活分为几个时间段（比如0~2岁、3~5岁、6~12岁），并且建议从婴儿时期或幼年时期开始调查，因为她不可能在这个时期谴责自己。在回到过去之前，非常重要的工作是当下花费时间构建并采取行动支持新的核心信念；若返回过去时，旧的核心信念仍处于核心地位，来访者会很难找到支持新信念的证据。在接下来的例子中，来访者正在审视她的青少年时期（13~18岁）。

治疗师：在这个年龄阶段你能找到任何证据支持你的新信念"我是一个招人喜欢的人"吗？

来访者：很难找到。我总是孤独而又悲惨的。

治疗师：那是因为你身患疾病辍学好多年吗？

来访者：我可以确定这段经历对我没有帮助。

治疗师：当你生病在家时有任何学校的人来看望你吗？

来访者：班里的一些女同学到我家来看我。

治疗师：那是因为她们喜欢你？还是比如说，她们仅仅在履行学校的责任？

来访者：额……如果仅仅是履行学校的责任的话，她们会很礼貌并且不会待很长时间。但是她们对我十分友好。我们聊了好几个小时，并且一直很欢乐。有时候晚上她们待到很晚才离开。

治疗师：所以她们那时候不止一次地去看望你？（来访者点头）你觉得如果你没有生病并且没有辍学很长时间，会发生什么？

来访者：我会拥有更多朋友。我从没有想过这些。

治疗师：还有些事也需要想想，比如因病辍学导致你失去很多社会交往机会。这的确是你青少年时期的不幸经历。你能从这些事例中找出证据证明你并不是惹人反感的吗？

来访者：现在想想，我确信是这样的。疾病和与世隔绝不是我的错。即使我并不喜欢那时的生活，也没有很多朋友，我仍然能够被人喜欢。

来访者可以在每个时间段内找出支持自己新的核心信念的若干经历，这种对其生活的回顾性重新评价，通常会使他们更确信对自己的积极的、平衡的新看法。

91

挑战下箭头技术中的每一个想法

在第 81 个关键点中我们介绍了发现核心信念的下箭头技术。在使用这一技术时我们注意到治疗师能接纳来访者的每一个想法是很重要的，而且治疗师应该暂时将来访者的想法视为正确的,如果治疗师尝试着挑战某个想法,核心信念将很难被发现。然而，一旦发现核心信念，治疗师就可以帮助来访者挑战每个想法来修正核心信念（Blackburn and Davidson, 1995; Burns, 1999）。再回顾第 81 个关键点中的例子，来访者对于她丈夫突然想要工作到很晚的情况甚是担心。

想法：他可能有外遇。

恰当的回答：可能是这样。但是另一方面，他可能有十分合理的理由。如果是我的话，我就会直接问他为什么从现在开始工作到很晚，而不是一直如此。

想法：好吧，他要和那个婊子跑了。

恰当的回答：那我就先下手为强。我需要确认他是不是有外遇以及是否准备和婊子跑了——这两个独立的问题。叫她婊子既不会让我感觉更好，也不会让我忽略一个巴掌拍不响的事实。基于过去十年对我丈夫的了解，我很怀疑他会有外遇。

想法：我将形单影只、不被需要。

恰当的回答：我不会变得形单影只、不被需要。如果他跑了，如果他确实出轨了，我的孩子们和朋友们将会支持我——在那段危机时刻我可以依赖他们。我太悲观了。我实际上是个坚强的人，如果他离开，我会迎着困难坚持下去。我不会百无聊赖地到处说"可怜可怜我吧"，所以当我说我不被需要时，对我自己而言，我还是有用的。即使他抛弃我，我也不会抛弃自己。

核心信念：我是毫无吸引力的，令人厌恶的。

恰当的回答：这真是太过了。我的丈夫可能认为我不再有吸引力，但是那并不意味着我没有吸引力。在遇到我丈夫之前我也有自己的朋友圈。结婚后我也被追求过几次，但我不感兴趣，因为我爱我的丈夫。"我是令人厌恶的"这种想法简直是荒谬，是我思路太不清晰。一个准确的评价是"我是有魅力的"，我也会一直提醒自己这一点。只要我想，我就能吸引其他男人。丈夫离开我意味着有更多新的机会等着我。

这位来访者获悉她丈夫回家晚确实是工作原因，而不是因为和同事搞外遇，她的疑虑也就消除了。然而她觉得一旦将来丈夫有了外遇，如今所做的练习可以为她提供一些处理策略，并且强化她对自己的认可。从有关复原力的文献中学到的一个要点是，面对和处理逆境是重要的，不要回避逆境，或在面对和处理逆境之前寻找逆境的积极因素（Neenan and Dryden, 2020）。因此，当来访者没有发现明确的证据时，治疗师需要谨慎地向来访者保证事情会变好（治疗师在接受督导时需要确认这种保证及其原因是否恰当，见第 98 个关键点）。想象一下最坏的情况能让来访者有机会练习处理问题，所以不要太快地忽略它。要允许当事人表达震惊，这可以作为其反应的前奏。这是促使来访者心理成长的机会。

92

"理性 – 直觉" 角色扮演

来访者常常抱怨"理性思维"和"直觉思维"的矛盾。前者指的是对新的核心信念不够信任（"我知道新核心信念是理性的、明智的，能够帮到我，但是……"），后者指的是对旧的核心信念十分信任（"我的旧信念更符合我"）。"理性 – 直觉"角色扮演是一种程序，可鼓励来访者强化对新信念的信任，同时削弱对旧核心信念的信任。当来访者首次尝试集合所有证据证明旧核心信念（"我是愚蠢的"）的正确性时，开始使用该策略，第二步是要逐一挑战这些证据并且发展对应的更平衡、更现实的解释，从而形成新核心信念（"我是很聪明的人"）。屈尔魏因（Kuehlwein，2002：27）认为来访者应该"强烈而又坚定地"挑战证据，并且"一旦治疗师发现来访者第二步做得很充分，他就要对旧的核心信念以及所伴随的痛苦的减轻程度做检查。如果没有减轻，就必须重复练习"。

没有治疗师的推动，来访者似乎不大可能收集所有支持旧信念的证据（比如，"不要忘记，你认为自己愚蠢的原因之一是毕业时只拿到了基本的合格证书"）；此外，还要确保来访者对这一证据的挑战是周全的、平衡的（比如，"你仅仅通过学术成就来定义智力，但你知道吗？智力是包含很多因素的。比如你擅长做手工、汽车修理，并且从不欠债。这些不也是聪明的标志吗？"）。有时候治疗师需要在来访者尝试之前就阐明"理性 – 直觉"角色扮演的含义。

另一个"理性 – 直觉"角色扮演的例子是"魔鬼代言人的争论"（Drydedn，1995）。在这个技术中，来访者阐述了他的新核心信念（"总的来说，我是一个成功的人"）和个人当前的信服水平（如40%）。治疗师试图以越来越强硬的态度逐步动摇来访者对于新信念的支持（比如，"你最近所经历的挫折远多于成功，所以你怎么能说你是成功的呢？"），然后鼓励来访者用他的新信念激烈反击（"我对于成功的定义包括挫折。从每次挫折中学习就是成功的一个标志"），直到治疗师无力辩驳。如果来访者发现很难回击治疗师的某个质疑，治疗师就要暂时停止练习，帮助来访者找到反击点，然后继续练习。在练习的最后阶段，来访者为他对新核心信念的信服水平评级（如60%）。分数大幅度上升或稍微上升或保持不动甚至下降（比如，"你的某个争论对我而言是一场重击"），每种结果都要拿出来进行探讨。

93

学会自我接纳

来访者经常使用概括化的语句描述自己（比如，"我不够好"）：将某方面的自我概括为完整的人，而不是用多种品质的自我定义个体。根据定义，这是消极的或者贬义的；这是在权衡中发现自己的不足（Fennell, 1997: 2）。对自我进行整体评价往往很难捕捉到其中的复杂性、流动性和总体性（这也适用于积极的核心观念："天才"的称号在你的某些领域可能是正确的，比如数学或物理，但它不能准确地描述你生活或人格的方方面面）。一个特征、属性、行为或表现都不等同于这个人，但来访者总是会犯这种错误，比如，"当时我的表现太差了，所以我很差劲"。

自我接纳意味着评价自己的各个方面，而不是某些方面。"根据反馈和评价，我知道当时我的表现太差了，我要从中学习以提高自己的表现；但是绝对不能仅仅根据我的表现就概括整个自己。"这也意味着既要看到优点，也要认清缺点，如果需要的话就试着改正缺点；并且要经常提醒自己错误是无法根除的（所以不要浪费时间尝试！），但是从错误中学习可以减少错误行为发生的频率。

如果犯了错误，站在旁观者的角度，问问自己：

（1）这个错误是在什么情况下发生的？

（2）从这个错误中新学到了什么？

（3）有什么行为证据（比如，我行为上的建设性变化）表明我正在将这一新学习的知识付诸实践，并取得了我所寻求的有益结果？

（4）如果没有有益的结果，我新学习的知识有多新？

如果是（4）这种情况，那么你所谓的新学习很可能是旧思维的反映。例如，当事人因完美主义思维而承受的心理折磨（"我所做的一切都不够好"）并不会因为她新的"足够好"的标准而减轻，因为现在有了更严密的考核标准，标签可能已经改变了，但她的想法仍然停留在"足够好"。

自我接纳很大程度地减少了消极情绪的频率、强度和持续时间（比如羞愧、内疚、抑郁）。因为你停止自我攻击，而这些攻击正是消极情绪的认知核心。在接下来的对话中，治疗师通过增加来访者的自我接纳来帮助他巩固已有的积极核心信念：

治疗师：你总是说自己是"能干的人"。

来访者：是的，我能搞定。当我用心去想"我是能干的人"的时候会很顺利；但是我总是不由自主地想一些我不能处理的事情……我不知道。我似乎彻底绝望了，并且认为自己就是个失败者。

治疗师：当你想到你无法处理一些事情的时候你是怎样做的？

来访者：额……接受这个事实——无论我多么努力尝试，这始终是我无法攻克的困难，但我不会为之苦恼，而是接着做其他的事情。

治疗师：对于目前无法攻克的其他困难以及未来生活中的困难，你也能够接受吗？

来访者：比起将自己看作失败者，这似乎是更好的方法。

治疗师：好，为了提醒自己"我是能干的人"的信念，你还需要增加什么？

来访者：嗯……"我是能干的人，但并不总是这样"似乎更恰当、更管用。

治疗师：那么怎么在内心强化这一信念呢？

来访者：一直复习巩固，可以说，当我面对下一个困难时它将是我的安全网。

来访者一直带着"我是能干的人，但并不总是这样"的信念来提醒自己的成就，记录自己的困难，这样就没有绝望和自责感。在治疗后的复查中（详见第97个关键点），来访者说在他已有信念上增加的那句"但并不总是这样"已经"帮助我看到了自我接纳的价值，我现在沉溺在自己的失败和挫折中的时间更少了"。

和自尊（esteem）不同，自我接纳不会产生失落感（Neenan and Dryden，2002）。自尊的概念来源于词汇"估计"（estimate），意味着对某人或某事的评估（比如，"我是成功的，因为我刚升职，我获得了同事的尊重和崇拜"）。如果有利的条件反转（来访者在公司合并时丢掉工作，和以前的同事几乎没有联系，"我每天早上看着镜子问自己'我是谁？''我将何去何从？'"），会失去自尊，导致失落感。

自我接纳并不是一定要满足某些标准（比如有朋友、漂亮、苗条、获得别人的支持）来证实自我价值或认同感。如果自我接纳确实有一种认同感，它就只是将自己看作容易犯错的、复杂的、不可评估的人——无论生活中发生了什么，这种对自我的认识是不变的。我们相信自我接纳是治疗师需要教会来访者的最重要的概念之一，可以帮助他们避免被自尊支配的自我评估。自我接纳不仅仅在治疗中需要，更是一项持续一生的工作。你只能通过真正的努力来争取更多的自我接纳。我们并不是说你可以一劳永逸地实现完全的自我接纳。这就好比，并不是你现在已经把牙齿完全清洁了一遍，就意味着以后再也不用刷牙了！

结束治疗及之后

94

减少复发

　　治疗中很重要的一部分是给来访者灌输希望，告诉他们一定能够改变，但同样重要的是强调复发的可能性（Feltham and Dryden，2006）。预防复发（relapse prevention，RP）产生于药物滥用的治疗（Marlatt and Gordon，1985），目前普遍应用于心理治疗。复发意味着返回原来的问题状态，失效意味着部分返回原来的问题状态。如果来访者之前不知道的话，那么当治疗快结束的时候他们会知道，改变并不是顺利的、线性的过程，而是他们在治疗过程中已经体验过的一系列的进展和挫折。因此，"预防复发"对来访者的承诺太多——我们更喜欢用"减少或管理复发"这一术语，因为这个术语更精确地描述了一个容易犯错的人治疗后的进程。减少复发是可以通过准确定位引起复发的未来情景（比如人际冲突、强烈的消极情绪、孤独）而实现的现实策略，帮助来访者形成应对计划来处理这些情景（这些应对计划本质上是他们在治疗过程中掌握的工具和技巧）。

　　来访者可以通过想象自己在这些情景中来预演他们的应对技巧（这些练习要落实到现实中正在发生的，而不是将来发生的事）。比如，一位来访者说他在和伴侣争吵后想再次开始喝酒，因为他很难平息怒火。他将一些替代性的想法和行为写在卡片上："给'匿名戒酒协会'的朋友打电话聊天；练习正念冥想；去安静的角落冷静一下；听放松的音乐；去健身房锻炼身体；努力提醒自己我不需要酒精帮助我渡过难关。我决定用清晰的头脑面对；当我冷静下来以后和我的伴侣聊天，不骂人，不自责，不大喊大叫，并为任何自己可能做过的令人不悦的行为道歉。"

　　来访者要知道疏忽（比如只喝一杯，不是每次都喝）不会自动导致复发——没有滑坡的必然性——如果一发生就着手处理，接纳疏忽只是过程中的一部分；从错误中吸取教训并提高在不利情境下的应对策略 [比如，现在改变过程还没有完成，复发是个体选择的结果，即使这种选择不总是显而易见的、能够意识到的（Ellis，etal.，1988）]；来访者需要避免绝对化思维（比如，"一旦喝一口，就会一直喝""既然已经破例，再坚持就没意义了"），因为这经常将疏忽转变为复发（Beck et al.，1993）。疏忽或复发是改变过程中的意外情况，而不是一些灰心丧气的来访者所相信的全部内容。

复发管理可帮助来访者理解到错误是学习的机会，而不是能力不足的标志，错误之后他们可以"改过自新"。莱希 (Leahy，2017) 建议将复发作为一种学习过程或自然实验，比如探索在治疗结束后如果来访者不遵循指导来保持进步，会发生什么。

95

终止

　　治疗开始时来访者与治疗师通常要讨论治疗的结束：来访者会通过与治疗师一起工作学习许多自助技巧，在治疗中和治疗间歇期实施，以便成为自己的问题解决者，并将以这种身份结束治疗。当来访者获得解决困难的自信和能力时，治疗会逐渐减少（比如，从每周一次到每两星期一次再到每个月一次），治疗师将她的角色概括为来访者的教练或者顾问（而来访者很大程度上接管了她最初的角色）。为了得到最大化的治疗效果，在每个阶段用"倒计时"的方法提醒来访者（或治疗师）还剩多少治疗阶段是很有用的。若是快速结束或者因治疗师的武断决定而结束（"这将是我们的最后一个阶段"）会破坏疗效，因为有些来访者可能认为治疗师现在对他们感到厌烦而把他们"扔到一边"。

　　治疗师可以要求来访者总结治疗过程中的收获，尤其是他发现的特别有价值的观点和技巧。来访者可以将这些收获写在卡片上，并且放在钱包里，以便来访者随时看到。比如，来访者说"把我的想法放在聚光灯下让我真正意识到我是多么绝对化的思考者"。他尤其支持两个观点：①想法总是假设，不是事实，"因此我可以通过检验来改变它们"；②来访者可以选择对某一情景作何反应："在认知行为治疗之前，我相信某些情景使我生气，但是现在我意识到对于这些情景的反应我可以有更多选择。"他发现的一个非常有帮助性的技巧就是不断地进行肌肉放松（系统性地拉紧和放松身体中主要的肌肉组织，同时放慢呼吸频率），"既然我不能同时生气和放松，那我宁愿选择放松"。这样就形成了一系列的行动计划来应对未来的可能引发更多愤怒情绪的问题情景（详见第94个关键点）。

来访者经常对治疗的结束感到担心，治疗师需要解决这一问题。这些担心包括以下几方面。

（1）"我不能自己处理"。通过执行家庭作业，来访者已经能够自行处理；而且她将仍然能够得到治疗师的鼓励和支持，所以在心理上她将不感到孤独，面对困境时她可以与治疗师进行想象咨询。通过独自战斗，来访者可以将自己的这一预测留待检验（就像她在治疗中的所有其他预测一样）。

（2）"我的问题还没有完全解决"。治疗的目的不是解决来访者的所有问题，而是其中的一部分。在治疗结束后，来访者的自助技巧可以用来解决其他问题；如果在治疗结束前帮助来访者解决所有问题就会使来访者无法自助，会使他对治疗师产生依赖情绪，依赖治疗师为他解决所有问题。

（3）"我还没有痊愈"。同样，治疗的目的不是"治愈"来访者，而是减少问题出现的频率、强度和持续时间；换句话说，就是使来访者更有效地管理这些问题。若来访者在问题情境下运用其认知行为治疗技巧并从经历中汲取经验的话，自我管理就会变得更有效率。

（4）"我还没有告诉你真正的问题"。这句话会给人一种印象，即当前的治疗阶段是"真实情况"（比如"性虐待"）出现的前奏曲。这些"真实情况"一直在探索中，但出现得太晚了，因为治疗已经结束了。治疗师可以简要地研究一下为什么来访者直到最后一刻才说出真相，然后选择是否进行进一步的治疗；或决定继续解决原来的问题清单，不要添加其他问题；或建议来访者可以在以后与治疗师另行预约治疗，就"真实情况"进行沟通；或者为来访者推荐其他治疗师。治疗师不应该感到受骗或被勒索而自动延长治疗。

（5）"我又感到焦虑了，所以现在还不能让我离开"。当治疗快要结束时，一些来访者担心独自面对问题，认为自己治疗结束后要"崩溃"。这些恐惧激活了他们现存的症状，让他们觉得自己变得更糟，而不是更好。此时可以提醒他们这样的感觉不是事实（比如，"仅仅感觉治疗一结束就会复发，并不意味着真的会复发"），这是治疗结束时的普遍体验。尽管现在很担心，但实际上作为自我治疗师，他们已经取得了很大的进步；治疗后将发生什么现在还没有被"书写下来"——他们的日记记下的可能只是应对方式，而不是灾难。

尽管来访者总是感激治疗师的努力（"没有你的帮助我不可能完成"），治疗师不应该把太多的功劳归于自己名下（"好吧，既然现在你提到了……"），而是要将更多的功劳归于来访者名下。威尔斯和桑德斯（Wills and Sanders，1997）建议向来访者指出，他们每周 7 天、每天 24 小时都在处理自己的问题，而治疗师只投入了一部分的治疗时间，例如 8、10 或 12 小时。最后，治疗师不应该认为治疗结束对于来访者必然是一件伤心的事；一些对自己的进步感到满足的来访者愿意像结束商务合作一样结束治疗。

96

维持治疗中的收获

实现目标和维持目标的过程是不同的（比如：变得健康，然后保持健康；减肥，然后保持新体重）。一些来访者可能认为一旦治疗结束，即便没有更多的投入，他们的治疗效果也会"神奇地"保持完整无损，在艰辛的治疗过程结束后他们应该长时间休息；或者治疗是不连续的、危机驱动的一段经历，他们现在可以满怀感激地把这段经历抛之脑后了（Neenan and Dryden，2011）。以我们的经验来看，如果来访者注意力松懈了，也就是说，不持续练习辛辛苦苦学到的认知行为治疗技巧，他们可能很快再次陷入对自我不利的旧思维和行动模式中，所以他们需要建立维持治疗效果的观念，来避免发生这种结果。

为了发起对于这个问题的讨论，治疗师可以问："在治疗结束后你将如何保持你取得的治疗效果？"或者"10 次认知行为治疗咨询能保证你终生都不会退回到之前的状态吗？"本质上，为了保持和强化来访者在治疗过程中取得的效果，需要一个为来访者量身定制的观念。比如，一位来访者的维持信息是"如果不使用它们（认知行为治疗技巧），就会失去它们"，然而另一位来访者的维持信息是"定期检查我的认知回路"（他是一名电工）。贝克（J. S. Beck，2011）建议来访者模仿认知行为治疗的过程来安排自我治疗，他们需要在这个过程中建立议事日程，包括设计和回顾家庭作业、评估进展、处理现在的困难、解决将来可能出现的纠纷。来访者可以将自我治疗的安排日程写入日记中（但是我们怀疑很多来访者对进行这些课程更感兴趣）。

来访者可能对与挫折有关的警告标志比较有警觉性，并且已经准备好了行动计划（在注意警告标志的过程中家人和朋友也需要参与进来）。下面是一些例子。

（1）一个来访者在超市排队过程中感到燥热、不舒服，有想要逃跑的冲动，以躲避想象中的灾难。然而，基于来访者在治疗过程中所进行的实验，他努力提醒自己他的恐慌症状是无害的，没有危险的："我的恐慌感会像往常一样很快消失，我也会像往常一样没事。所以，保持镇静。"他也记得在治疗中学到的5分钟规则：

如果你停止用一些焦虑的想法吓自己，恐慌不会超过5分钟。这是有医学根据的。因为"战或逃"反应中的肾上腺素在5分钟之内会发生新陈代谢，如果新的焦虑想法没有造成更多肾上腺素的释放，恐慌就会消失。

（McKay et al., 2011: 89）

（控制他那被恐慌控制着的想法；来访者仍然待在长队里，他的症状消退了。）

（2）一个妻子对她的丈夫说"亲爱的，你又这样做了"，即沉陷于工作中所犯的错误而不能自拔。过去的错误导致情绪低落和自责。现在他妻子的"推动"鼓励他重温治疗并从中学习到有价值的教训："错误是不可避免的，但是因此产生的沮丧情绪可以避免。"带着这样的想法，他做了一些笔记来分析如何修正这些错误并从中学习。

（3）一位来访者感觉她在一段关系中"过于依赖别人"，因为她害怕自己会变得不可爱并且被抛弃，曾经的恐惧感再次出现。为了强化信念，即她不需要爱来获得幸福或证明自己的价值，她花费了一段时间独处。这再次肯定了她可以享受独处。正如来访者告诉她的伙伴的那样："当不再依赖别人，我们过得更好了。"

对于来访者而言，另一种维持和强化治疗效果的方法是将治疗中学到的认知行为治疗技巧教给别人，比如，告诉朋友当婚姻结束时，她应该考虑所有可能的原因而不是仅仅责备自己："我在治疗中学会了观看全局，而不仅仅是自己这部分。"（详见第 55 个关键点"重新归因")。通过教别人，来访者持续加强自己对于这些有价值的问题解决方法的理解。然而，很重要的一点是来访者不会成为"认知行为治疗的厌烦者"（"当我接受治疗时，我了解到我的想法不一定是事实，而往往是需要检验的假设，我想你也可以学会这样做"），因为这可能会疏远人们，而不是鼓励他们倾听和学习。来访者也可以使用认知行为治疗技巧处理生活中其他他们曾逃避的或者最近发生的问题以保持自己的心理敏锐度——比如，对抗傲慢的同事或者坚定地要求邻居关掉过于喧闹的音乐。

认知行为治疗技巧不仅可以用来克服现在和未来的问题，也有助于建立雄心抱负和意识到重要的生活目标 (Neenan and Dryden, 2020)。比如，一位因沮丧和担忧而参与心理治疗的来访者决定实现长期以来想成为自由职业者的愿望。他制订了一个行动计划以帮助他实现目标。在接卜来的治疗中（详见第 97 个关键点）与预期一样，治疗师监控了来访者的恢复过程，但是治疗师也花费了一些时间讨论在来访者成为自由职业者后的进步以及他是如何处理进步过程中所遇到的障碍的。

第三部分 认知行为治疗实践

<u>97</u>

定期复查

　　如果治疗师在治疗结束后不会见到来访者，她如何知道来访者是否维持住治疗效果呢？以及如何确定自己治疗方式的效果呢？复查可以在治疗结束后的 3 个月、6 个月、12 个月进行，复查预约可以用来检测来访者作为自我治疗师的进步——他们如何坚定地巩固治疗中的收获？为了了解在没有治疗师支持的情况下来访者的进步程度，治疗师应该将复查安排在治疗结束后足够长的时间之后 (Cormier and Cormier，1985)。比如，如果一位来访者 3 个月进行了 10 次咨询，那么第一次复查可以安排在治疗结束 3 个月以后。应该让来访者清楚复查不是治疗。复查为来访者提供了长期观察，从而获悉他们在治疗中的体验和从中学到的技巧。一位来访者在治疗结束 12 个月之后的复查中说直到现在她才真正理解并从治疗中获益——将自尊替换为自我接纳（详见第 93 个关键点关于这两个概念的讨论）。复查回顾了治疗师与来访者的工作，为治疗师提供了有用的信息，找到了他们认为有帮助的和没有帮助的过程（Feltham and Dryden，2006）。

　　一些来访者认为终止治疗更安全，虽然复查并不意味着在监管下继续进行治疗，但他们的治疗过程仍然被治疗师"注意"着。有时候经过一段时间和治疗师的共同努力后，来访者发现自己难以独自解决治疗后出现的困难；如果情况是这样，那么他们可以联系治疗师在正式复查前安排一次预约。这样的应急安排通常是在正式治疗的最后一次咨询中商定的。如果来访者在治疗结束后情况恶化，治疗师就应该找出理由（比如，来访者在生活中经历了一系列挫折，他将其描述为"让我烦死了，认知行为治疗技巧并没有多大用处"）。治疗师可以向来访者提供一个简短的额外的或者修改过的治疗——不是另一个认知行为治疗全套程序，因为这可能向来访者传达他之前所有的努力进步都是假象的信息（比如，"很明显第一次我并没有理解认知行为治疗"）。来访者没有完全理解的是治疗后维持效果的重要性（详见第 96 个关键点）。在结束治疗几天后，治疗对他而言就变成了一个遥远的记忆。

其他问题

98

督导

在治疗师所描述的治疗过程和实际发生的情况之间，通常存在着差距（也许是不可避免的）。使用音频和/或视频对治疗过程做记录，进行监督，就可以了解这种差距的悬殊程度。仅仅依靠治疗师对所发生的事情进行叙述，即使她努力做到尽可能客观叙述，所提供的仍然是一种片面的看法，而督导师要做的正是解决这一问题。正如肯纳利等人（Kennerley et al., 2017）所说的，通过听录音，而不是基于治疗师的描述，督导师可以更全面地了解来访者的情况。督导师通常会听一次治疗的片段或者一次完整的治疗，这可以大大拓宽和深化讨论的范围，帮助治疗师精准地找到他自己在实践中可能没有觉察到的困难。同样地，录音也可能会显示出，与治疗师之前提供的不乐观的自我描述（"做得不是很好"）相比，他实际上具有更高的能力水平。在认知行为治疗中，接受督导，包括把治疗过程录下来，"既是培训的一部分也是取得资格后的专业实践的重要和核心组成部分"（Branch and Dryden, 2012: 439），是认知行为治疗师在英国行为和认知心理治疗协会（British Association for Behavioural and Cognitive Psychotherapies, BABCP）取得认证和后续再认证的要求。我们愿意将督导描述为这样一种场景：治疗师（被督导者）可以讨论、倾听和获得对他们工作的反馈，这可以改善他们日后的工作。接受督导很重要，有以下几点原因：

（1）监控认知行为治疗的质量。治疗师所使用帮助来访者实现目标的技术和策略是否是正确的或最有用的？例如，一个非常喜欢行动作业的来访者对治疗师坚持让她填写日常想法记录表变得越来越烦躁——"这就是我们在认知行为治疗中评估认知变化的方式"。相反，治疗师可以要求来访者在成功执行家庭作业任务后，记下她的想法中的任何积极变化以供讨论，因为行为的变化会导致想法的变化。当治疗重点转移到行为改变方法时，治疗就得到了改善。

治疗师是秉持合作性的经验主义的态度（即一起工作来发现什么最有助于实现来访者的努力目标），还是在决策中采取单方面的"我最了解"的立场？治疗师对来访者的批评作出非防御性的反应，还是抑制不住地表现出愤怒？治疗师是否经常说得太多，而不是通过苏格拉底式的提问推动治疗？督导师需要注意，即使自己试图以关怀的方式来表达意见，也不要进入一个无休止找茬者的角色，所以督导师也需要自我监督。在提出批评的同时，督导师应该寻找并表扬那些做得好的工作。被督导者也要提供反馈意见，说明在督导过程中哪些工作是有帮助的，哪些可以改进。

（2）帮助完善治疗师的现有技能，如设置咨询日程和协商家庭作业任务，以及获得新的技能，如将来访者的反问变成清晰、明确的陈述（如将"你又能做什么呢，嗯？"明确地陈述为"我什么也做不了。在这种情况下，我感到完全无能为力"，详见第46个关键点）。它还着眼于改变治疗师无益的态度（例如，"我决不能说'我不知道'，因为这显示了我的无能。我不得不偶尔说点废话来掩盖我的知识匮乏，这也没什么"）和行为，例如用同样的态度（通常是乐观积极向上的）对待所有来访者，而不是让自己适应来访者喜欢的人际交往风格。

（3）讨论持续的专业发展(continuing professional development, CPD) 活动，如参加研讨会和会议，以及认知行为治疗方法的精进，如将神经科学的观点纳入变化过程（详见第49个关键点）。

（4）为治疗师提供一个安全的空间，能够自由和坦诚地谈论他们工作中的担忧、恐惧、尴尬（治疗中的失误），这样一来，即使他们向同事透露这些事件，也不会担心自己会得到不利的评价，对于那些喜欢把自己描述为从不犯错的治疗师尤其如此。

（5）指出治疗师的信念和行为干扰了他们的能力发展和/或来访者的进步。例如，每当来访者提出一个敏感的问题，并说"我觉得讨论这个问题让我感觉不舒服"

时，治疗师就一直回答说"没关系，我们可以在以后的治疗中或下一次治疗中讨论"。因为治疗师担心如果"现在讨论这个话题"，来访者可能会认为治疗师不够敏感，并且会向她的全科医生或精神科医生抱怨，所以治疗师试图用他的"稍后讨论"这一回避策略使治疗过程成为一个舒适区，即使这么做，认知行为治疗也不会成为一个没有不适感的过程，经历不适是改变过程中不可避免的一部分，这对来访者和治疗师都有好处，换句话说，要学会提高来访者对不适的容忍程度。

（6）提醒治疗师，无论他们从业多少年，他们永远不会达到这样的境界：他们的经验已经使他们不会再犯任何错误，他们的盲点和弱点已经被消除，他们的思维永远是理性的，并且没有其他东西可学。他们仍然需要借助其他人的批判性思维来检查自己的工作（我们有同行督导以及对治疗片段的录音）。世界著名的大提琴家巴勃罗·卡萨尔斯（Pablo Casals, 1876–1973）每天都要练习几个小时的大提琴，直到他生命的最后阶段。当被问及为什么在晚年还要这样做时，他回答说："因为我认为我正在取得进步。"即使到了九十多岁，他仍然可能学到一些东西。

多年来，作为督导师，我们从许多被督导者那里听到了同样的关于录音的抗议：由于录音设备的存在，来访者会被抑制而无法自由地说出他们的困难。一旦来访者同意录音，他们通常说自己没有任何问题。被督导者才更有可能被录音抑制，因为这激活了他们对在督导中被暴露出无能的核心恐惧。对有些人来说，这种恐惧伴随着他们的整个职业生涯：从培训时害怕提交"非常糟糕"的录音，到获得资格后的几年，他们仍然担心在最近提交的督导材料中会被发现错误，就好像他们现在应该已经摆脱了错误（错误可以减少，但并不能被消除）。被督导者应该为督导做好准备，对自己的工作进行反思，指出需要讨论的问题和希望回答的具体问题。如果展示的是录音的节选（需要是已经剪辑好的），被督导者想重点关注哪些方面？如果被督导者呈现了一段录音，并说"听一听，看你怎么想"，那么他对督导前的准备工作是模糊的、有点懒惰的，这往往反映出他们的治疗过程没有重点、游移不定的性质。

督导可以一对一地进行：督导师要么比被监督者更有经验，要么是具有类似经验水平的同行；或在由经验丰富的督导师领导的小组中进行；或被督导者相互学习，因为没有人认为自己比对方更有经验。除了面对面，督导也可以通过电话或线上视频方式进行，并辅以治疗录音，督导师可以在督导前下载并收听。可以起草一份合同，说明监督的目标是什么，讨论费用以及督导的频率和时间。为督导师设置试用期是值得考虑的问题，因为可能会出现不相容的情况，例如，作为专家的督导师更希望被督导者遵循他的指示，但被督导者希望对他的指示进行更多讨论，并且不喜欢被压制。不要忘记，督导师也需要对自己进行督导（元督导）来提高技能，从而避免他们感到自满，认为自己的专业知识坚不可摧（Grey et al., 2014）。就像他们所督导的治疗师一样，督导师可能没有意识到他们一直在犯同样的错误以及一直犯新的错误。最后，正如预期的那样，要关注以事实为依据的认知行为治疗督导实践（Milne and Reiser, 2017）。

99

阻抗

心理治疗的核心悖论可能来自这些为克服心理困难而寻求帮助，然后又明显阻抗治疗师帮助他们实现目标的来访者。心理治疗中阻抗的概念来自心理动力学，意为来访者阻止治疗师将她的无意识意愿和冲动变得有意识。认知行为治疗将阻抗定义为关注来访者和（或）治疗师妨碍治疗的信念和行为。莱希（Leahy, 2011: 11）将来访者阻抗定义为"在来访者的行为、思想或情绪反应和人际风格中出现的，阻止来访者利用治疗，以及获得处理治疗外或治疗结束后的问题的能力的一切事物"。这些"阻止"可能包括不完成家庭作业，无限地使用"是的，但是……"句式，不遵守约定好的治疗日程，经常迟到或频繁地错过预约，不为改变负责，关注与临床无关的问题，过度顺从治疗师的所有建议，在任何有效改变出现之前从一个问题跳到另一个问题——这些以及其他一些妨碍治疗的行为将影响来访者成为自己的治疗师这一认知行为治疗的最终目标。桂和拉扎鲁思（Kwee and Lazarus, 1986：333）说"当一个人试图影响另一个人时，阻抗一定会发生。否则治疗就会很容易，因为只要告知来访者该怎样做就足够了"。

对于治疗师而言，来访者对于改变的阻抗可能是令人费解的或者是难以解决的，但是治疗师能否机智地找到这个很明显的拒不服从的行为背后的原因对于来访者而言是很有意义的。比如，一个来访者因在街上被抢劫而患有创伤后应激障碍，并越来越回避去各种场合，因为她感到生活越来越令人不安、充满危险。我督导的治疗师向我抱怨他的来访者没有完成家庭作业（进入并停留在来访者原本回避的场合是治疗计划的一部分）。听来访者治疗过程的录音（DVR），我认为是治疗师过快尝试着推动来访者进入治疗计划，以便于取得进展，然后证实他的认知行为治疗能力（督导过程中的永久性话题就是证实某人的临床能力），"治疗协议说暴露是重要的，所以这是我正在做的事情"。我提醒他治疗可能已经变成另一个对来访者而言需要回避的威胁性场合，因为治疗师过于渴望开始场景暴露。结果的确如此，一旦治疗师保证治疗节奏在来访者而非他自己的控制之下，来访者就重新接受治疗，并在之后的场景暴露中取得进步。如果治疗师早点直接告诉来访者这个问题就好了！我们会把这个例子描述为健康的来访者对治疗师的阻抗，源于治疗师想要来访者取得进步而对来访者没有表现出足够的耐心。

治疗过程中，由来访者导致的一些困难包括：建立对治疗师的信任；对于改变生活现状犹豫不决；付出努力完成家庭作业的同时在反思"值得这样吗？"；来访者对于是否采用与根深蒂固的价值观不同的认知行为治疗的视角理解自己的问题，持续进行思想斗争；当开始以不熟悉的方式思考和行事时，感觉很生疏（比如，"我不再是我。我不确定我喜欢这样"）。这些困难都不应被视为阻抗，而是来访者的自我保护，会指引着来访者仔细评估治疗中的每一步，进而决定离开还是继续治疗。

对于来访者的第一个困难，治疗师可能抱怨来访者"不是真的信任我，我无法充分了解她的问题，她总是拒绝敞开心扉"。如果治疗师注意一下自己针对来访者形成的个案概念化，他就会发现来访者的关键潜在假设是"如果我信任别人，他们会让我失望"。来访者的逻辑再次为拒绝信任陌生人提供了完美的解释，即使这个陌生人是心理治疗师。治疗师必须要获得来访者的信任，而不是期待信任会自然而然地出现——"因为我是一个治疗师，我帮助别人，我不明白为什么她不能看到这一点。"

然而，即使在咨询过程中已经让来访者明确意识到了产生阻抗的原因也并不意味着治疗会自动取得进步，变得更容易，或者来访者更愿意继续接受治疗，因为来访者内心仍然在挣扎。"很多人由于这种挣扎而最终拒绝在治疗中和治疗外改变自己。"(Ellis, 2002: 46) 莱希（Leahy, 2001: 287）认为，如果治疗师对来访者的阻抗能够采取开放的态度，不带个人情绪（比如"为什么这个来访者一直在跟我对着干？"）地将其视为"治疗的合作经历"，然后"通过换位思考，我们就可以帮助他们找到战胜困难的方法"。

　　拉扎鲁思和费(Lazarus and Fay,1982)认为阻抗是治疗师为治疗失败所做的合理化解释。在认知行为治疗中治疗师阻抗可能包括：单方面设置日程或布置作业任务，而不是与来访者合作商量；试图证实自己对于来访者问题所做的假设，而不是以一种开放的调查态度进行治疗；为了彰显自己的能力为来访者制订宏伟目标；死板地遵循治疗协议；自己说很多却不去询问，对于来访者对其行为的担心不作回应；每次遇到困难都责备来访者；让来访者觉得好像他们接受治疗的主要目的是感激治疗师的"睿智"，治疗师与来访者争论，向他们传达这样的信息——"听我的！我是这方面的专家！"瓦伦等人（Walen et al., 1992）建议，当你在和来访者争论时，就好比在进行拔河比赛，试着放开你那一端的绳子，而不是试图说服来访者，然后看看当治疗"冷却"后会发生什么。来访者可能会说，"我愿意听从你的建议，但不要再坚持说我必须同意你的观点，不管你是不是专家都是如此"。

　　要解决这些问题，首先要有一位能干的督导有规律地监督治疗师，包括听治疗师咨询过程录音，通过阅读提高治疗师对于自己和来访者的阻抗的理解（Beck, 2005; Ellis, 2002）。最难形成的是自知力，可以通过自知力从一开始就提醒治疗师要注意治疗过程中不利于治疗的行为，如果注意到了，接下来就取决于他是否有决心处理这些行为。和其他的品质一样，对于一些治疗师而言自知力是很匮乏的。多年来，我们督导过一些治疗师认为阻抗只来自来访者——神话中的平静治疗师（Adams, 2014）。

　　有时候当来访者和治疗师都觉得进展"十分顺利"时就会共同妨碍进步，这分散了他们对治疗中的更为世俗的任务的注意力，比如，帮助来访者解决心理上的困难。在这种情况下，悖论是如果来访者进步了，治疗过程的社交功能就会受到威胁。结果就是治疗师和来访者会非常默契地避免有效治疗。对于这种情况下的治疗师，我们在督导中指导他们将治疗重新定位到合作解决问题的主要目的上，即通过探究引起痛苦的想法并接受"认知压力"来寻找对它们的适应性反应。这个策略通常会使治疗的乐趣急剧下降。

100

认知行为治疗的第三浪潮

这是指更新版的认知行为治疗。根据曼赛尔和泰勒（Mansell and Taylor，2012）的论著，第一浪潮在 20 世纪 50 年代和 60 年代行为疗法和认知疗法分开发展时出现；在 20 世纪 80 年代随着认知和行为疗法（认知行为治疗）的出现，产生了第二浪潮。在 20 世纪 90 年代的第三浪潮中出现了一些疗法，比如接纳与承诺疗法（ACT）（Hayes et al.,2011）、正念认知治疗（MBCT）（Segal et al，2013）和辩证行为疗法（DBT）（Linehan，1993）。第三浪潮的心理疗法相互之间有所不同但是都强调"意识状态"（Mansell and Taylor，2012：8）。克拉斯克（Craske，2010）将第三浪潮的方法概括为功能超过内容：

这些治疗方法不是依靠有意识地重新评估努力来改变认知的内容，而是侧重于通过去中心化或接受来减少认知对情绪和行为的影响，而不试图改变认知。

克拉克（D. A. Clark，2018：140）认为，正念是指"一种流行的心理治疗方法，可以治疗各种心理健康问题（如抑郁症、焦虑、愤怒、强迫性思维、忧虑）"。重要的是，不要把放松与正念等同起来：前者试图减少你的紧张和焦虑，而后者是你愿意正视自己的情绪痛苦，而不是试图避免它。

能够观察、描述和接受我们的情绪反应，有助于发展与痛苦或恐惧之源的新关系。

这种变化反过来又会增加反应的灵活性，从而在恐惧和痛苦面前进行新的学习，并学会对它们作出反应的新方法。

（Hayes, 2019: 198–199）

消极想法看上去要比它实际的作用更强大，因为我们一直在和它们争吵辩论，沉浸其中或试图抑制、控制它们，远离它们或者劝告自己积极思考——往往是没什么用的，我们会变成消极想法的囚犯。来访者不会一整天都坐在那儿观察自己的想法（同样，认知行为治疗的来访者也不会一直挑战自己的想法），而是当这样的想法和感受还在他们身上时，带着它们去参加有价值的活动，但这些活动不能使来访者逃避或从这些想法和感受中抽离出来。比如，一位抑郁的来访者可能决定散散步，呼吸新鲜空气，尝试着开心起来，但是却认为"我再也不会变好了""我好可怜"。来访者已经陷入自己的想法中，开始再次评估自己，所以他现在要怎么做呢？

你可以仅仅观察你的消极想法，正是现在，不要试着摆脱这个想法——或者变得愤怒——你可能会说"你又来了"。你可以欢迎这种想法，也可以邀请这种想法和你一起散步……当这种消极想法开始唠叨并责备你时，你可以接受……此时此刻你正在前行，并且接受着你眼前的现实。

（Leahy, 2010: 75）

似乎传统的认知行为治疗和第三浪潮的方法是不相容的，将两个概念混为一谈会使来访者和治疗师感到困惑（我们应该检查想法还是仅仅进行观察？），但我们认为一位有技巧的认知行为治疗师能够结合两者，她可能会说：

有很多方法处理消极想法，传统的认知行为治疗是回顾这些想法以便更客观地进行检查，从而找到更有帮助的回应方式。新的叫作正念的认知行为疗法也要求我们回顾这些想法，但是不做任何事。允许它们在那里，此时此刻只是观察它们，不做任何评判。两种方法都会减轻你的不愉快感。所以如果你在尝试着通过传统认知行为治疗改变这些想法（热思维）时没有取得任何进展，我们可以尝试什么都不做，你会发现通过忽视这些想法，它们会渐渐消退。这听起来怎么样？

下面是一个标准的认知行为治疗和正念用于同一个来访者的例子。我使用标准的认知改变技术来改变她在工作上的僵化信念："我必须赢得与同事的所有争论，以证明我是一个强大的团队领导。"她用正念减压法应对她婚姻结束后的抑郁和愤怒。通过学习接受损失，而不是一直生气，她减少了抑郁和愤怒的强度和持续时间，并在几个月内开始了一段新的关系。

术语"第三浪潮"有时给人一种传统认知行为治疗已经成为过去式的感觉（比如，检查想法是无效的、过时的），但是最近人们不大赞成这个术语，继而出现了对"更新版认知行为治疗"更清晰的理解——在某些情况下，"更新版认知行为治疗"仅仅代表着对某些心理过程、治疗目标和科学方法的更多、更新的关注（Twohig et al., 2013: 227）。这些学者强调：认知行为治疗领域内的所有方法都在不断发展变化。克拉克和贝克（Clark and Beck, 2010）将这些更新的版本视为认知行为治疗临床程序和技巧的扩充。这些更新的疗法可以作为标准的认知行为治疗的辅助手段，甚至是取代标准的认知行为治疗，可以将它用于对你的一些来访者的治疗中。

附录 1

一位患有社交恐惧症^①的来访者的案例分析

易感因素形成来访者的认知脆弱性；在一些即将来临的场合中，他可能会明显紧张，但是他想要隐瞒。

早期经历

他记得站在学校聚光灯下的恐惧，因为他做错事时被老师进行体罚，"我站在那里哭；这多么丢脸啊"。

在大学时他担心自己因看起来软弱或紧张而丢丑，进而变得排斥上学。

战术信息："不要让别人知道自己紧张。"

核心信念和潜在假设

"我是软弱的。"（核心信念）

"如果我控制自己，那么我就会是能干的、坚强的。"（积极假设）

"如果我显得没把握或紧张，我就会被嘲笑，被拒绝。"（消极假设）

避免激活核心信念的策略

建立有力量和修复能力很强的形象；

在日常生活中为了取得成功而努力；

尝试克服性格中的缺陷。

---

① 社交恐惧症是指个体由于面对可能被他人审视的一种或多种社交情况而产生显著的害怕或焦虑。个体担心自己会以一种羞耻或尴尬的方式行事（或表现出焦虑症状）(APA, 2013)。

突发事件

被任命为一个重要社团的主席，但是很担心在主持会议时显得紧张。

核心信念和消极假设被激活

他会显得紧张，会遭到社团成员的嘲笑和拒绝。

情境

等待在最后一场的会议记录上签字（站在聚光灯下使他想起了在学校的日子）。

来访者问题的成因　　　　　　　**消极自动思维**

"我的手控制不住地发抖。"

"我会紧张、失去控制。"

"我的可靠性被破坏了。"

"他们不会想让我当主席了。"

自我意识 / 读心　　　**安全行为**　　　**生理症状**　　　**情感**

"他们会看到我有　　　一直控制自己；　　心跳加快；头昏目眩；　接近恐慌。
多么紧张"。　　　　准备好笔；　　　胸腔紧缩；嘴唇干裂；
　　　　　　　　　冲出去签字。　　　颤抖。

附录 **2**

患有社交恐惧症的来访者的日常想法记录表

情境 （清晰准确 的描述）	自动化消极思维 思维（或想法）可信度 比率（0 ~ 100%）	情绪 情绪强度比率 （0 ~ 100%）	可替代的想法 可替代思维的可信度比率 （0 ~ 100%）	现在感觉如何? 情感强度再测比率 （0 ~ 100%）
等待着 在最后一 场会议记 录上签字	我的手控制不住地 发抖（90%） 我将会紧张、失去 控制（90%） 我的可靠性被破坏 了（95%） 他们不会想让我当 主席了（90%）	焦虑（90%）	过去也发抖，但从来都 不会无法控制（70%） 我又读心了。如果我想 知道他们怎样看待我，我 可以直接问他们（70%） 比双手发抖更严重的事 情才能破坏我的可靠性 (75%) 他们选举我当主席，正 如我所了解到的，他们仍 然想让我当选（75%）	焦虑（40%）

附录 **3**

患有社交恐惧症的来访者的作业安排

1. 作业是什么？（说明时间、地点、频率）

在这周五的会议上我将耐心等待秘书将会议记录传给我，文雅地拿出钢笔，看看记录的每一页，然后慢慢地签名。做这些事是为了让我逗留在聚光灯下。

2. 安排作业的目的是什么？（这应该在会谈完成后进行，并且与来访者的目标相连接）

为了检验我灾难性的预测——如果我做上述事情而不是像往常一样从秘书那里抢过会议记录，尽可能快地签好名字，然后匆匆离开聚光灯，我的手一定会控制不住地发抖。换句话说，我将放弃我的安全行为。

3. 为完成作业排除故障

潜在障碍：我很担心如果我放弃安全行为的话情况会变糟，所以我避免执行这次的作业安排。

回应：无论有什么困难我都会执行这次的作业安排。我已经受够了这该死的恐惧。

4. 作业很难完成时的应急计划

做我能做的。写下阻止我执行作业的想法和感受，提醒自己这些作业安排都是为了从问题中学习如何克服它们；难以完成作业肯定与这次安排或者我自己的成功或失败没有关系。

参考文献

Adams, M. (2014) *The Myth of the Untroubled Therapist: Private Life, Professional Practice.* Hove: Routledge.

Altrows, I. F. (2002) 'Rational emotive and cognitive behavior therapy with adult male offenders', *Journal of Rational–Emotive and Cognitive-Behavior Therapy*, 20 (3/4): 201–222.

American Psychiatric Association (2013) *Diagnostic and Statistical Manual of Mental Disorders*, 5th edn. Washington, DC: American Psychiatric Association.

Arkowitz, H. and Lilienfeld, S. O. (2017) *Facts and Fictions in Mental Health.* Chichester: Wiley.

Barlow, D. H. and Cerny, J. A. (1988) *Psychological Treatment of Panic.* New York: Guilford.

Barlow, D. H. and Craske, M. G. (1989) *Mastery of Your Anxiety and Panic.* Albany, NY: Graywind Publications.

Baumeister, R. F. and Tierney, J. (2012) *Willpower: Rediscovering Our Greatest Strength.* London: Allen Lane.

Beck, A. T. (1963) 'There is more on the surface than meets the eye.' Lecture presented in The Academy of Psychoanalysis, November, New York.

Beck, A. T. (1976) *Cognitive Therapy and the Emotional Disorders.* New York: New American Library.

Beck, A. T. (1987) 'Cognitive models of depression', *Journal of Cognitive Psychotherapy*, 1 (1): 5–37.

Beck, A. T. (1988) *Love is Never Enough.* New York: Harper & Row.

Beck, A. T. (2019) 'A 60-year evolution of cognitive theory and therapy', *Perspectives on Psychological Science*, 14 (1): 16–20.

Beck, A. T. and Dozois, D. J. A. (2011) 'Cognitive therapy: Current status and future directions', *The Annual Review of Medicine*, 62: 397–409 (kindle edition).

Beck, A. T., Emery, G. and Greenberg, R. L. (1985) *Anxiety Disorders and Phobias: A Cognitive Perspective.* New York: Basic Books.

Beck, A. T., Steer, R. A. and Brown, G. K. (1996) *Beck Depression Inventory*, 2nd edn. San Antonio, TX: The Psychological Corporation.

Beck, A. T., Epstein, N., Brown, G. and Steer, R. A. (1988) 'An inventory for measuring clinical anxiety: Psychometric properties', *Journal of Consulting and Clinical Psychology*, 56: 893–897.

Beck, A. T., Freeman, A., Davis, D. D. and Associates (2004) *Cognitive Therapy of Personality Disorders*, 2nd edn. New York: Guilford.

Beck, A. T., Rush, A. J., Shaw, B. F. and Emery, G. (1979) *Cognitive Therapy of Depression*. New York: Guilford.

Beck, A. T., Wright, F. D., Newman, C. F. and Liese, B. S. (1993) *Cognitive Therapy of Substance Abuse*. New York: Guilford.

Beck, A. T., Rector, N. A., Stolar, N. and Grant, P. (2009) *Schizophrenia: Cognitive Theory, Research, and Therapy*. New York: Guilford.

Beck, J. S. (2005) *Cognitive Therapy for Challenging Problems*. New York: Guilford.

Beck, J. S. (2011) *Cognitive Behavior Therapy: Basics and Beyond*, 2nd edn. New York: Guilford.

Bennett-Levy, J., Butler, G., Fennell, M., Hackmann, A., Mueller, M. and Westbrook, D. (eds.) (2004) *Oxford Guide to Behavioural Experiments in Cognitive Therapy*. Oxford: Oxford University Press.

Blackburn, S. (2016) *Oxford Dictionary of Philosophy*, 3rd edn. Oxford: Oxford University Press.

Blackburn, I. M. and Davidson, K. (1995) *Cognitive Therapy for Depression and Anxiety* (amended). Oxford: Blackwell Scientific Publications.

Blackburn, I. M. and Twaddle, V. (1996) *Cognitive Therapy in Action*. London: Souvenir Press.

Branch, R. and Dryden, W. (2012) Supervision of CBT therapists, in W. Dryden and R. Branch (eds.) *The CBT Handbook*. London: Sage.

Burns, D. D. (1989) *The Feeling Good Handbook*. New York: William Morrow.

Burns, D. D. (1999) *Feeling Good: The New Mood Therapy*, 2nd edn. New York: Avon.

Burns, D. D. (2006) *When Panic Attacks*. New York: Harmony Books.

Burns, D. D. (2020) *Feeling Great: The Revolutionary New Treatment for Depression and Anxiety.* Eau Claire, WI: Pesi Publishing & Media.

Butler, G., Fennell, M. and Hackmann, A. (2008) *Cognitive-Behavioral Therapy for Anxiety Disorders.* New York: Guilford.

Clark, D. A. (1995) 'Perceived limitations of standard cognitive therapy: a consideration of efforts to revise Beck's theory and therapy', *Journal of Cognitive Psychotherapy*, 9 (3): 153–172.

Clark, D. A. (2018) *Controlling Your Mind: A Workbook for Depression, Anxiety and Obsessions.* London: Robinson.

Clark, D. A. and Beck, A. T. (2010) *Cognitive Therapy of Anxiety Disorders.* New York: Guilford.

Clark, D. A. and Beck, A. T. (2012) *The Anxiety and Worry Workbook: The Cognitive Behavioral Solution.* New York: Guilford.

Clark, D. A. and Steer, R. A. (1996) Empirical status of the cognitive model of anxiety and depression, in P. M. Salkovskis (ed.), *Frontiers of Cognitive Therapy.* New York: Guilford.

Clark, D. M. (1989) Anxiety states: Panic and generalized anxiety, in K. Hawton, P. M. Salkovskis, J. Kirk and D. M. Clark (eds.), *Cognitive Behaviour Therapy for Psychiatric Problems: A Practical Guide.* Oxford: Oxford University Press.

Clark, D. M. (1996) Panic disorder: from theory to therapy, in P. M. Salkovskis (ed.), *Frontiers of Cognitive Therapy.* New York: Guilford.

Clark, D. M. (2018) A guide to Improving Access to Psychological Therapies services (blog), 5 June, NHS England.

Cooper, M., Todd, G. and Wells, A. (2000) *Bulimia Nervosa: A Cognitive Therapy Programme for Clients.* London: Jessica Kingsley.

Cormier, W. H. and Cormier, L. S. (1985) *Interviewing Strategies for Helpers: Fundamental Skills and Cognitive Behavioral Interventions*, 2nd edn. Monterey, CA: Brooks/Cole.

Craske, M. G. (2017) *Cognitive-Behavioral Therapy*, 2nd edn. Washington, DC: American Psychological Association.

Dattilio, F. M. and Freeman, A. (1992) Introduction to cognitive therapy, in A. Freeman and F. M. Dattilio (eds.),

Comprehensive Casebook of Cognitive Therapy.
New York: Plenum.

Dattilio, F. M. and Padesky, C. A. (1990) *Cognitive Therapy with Couples.* Sarasota, FL: Professional Resource Exchange.

Davidson, K. (2008) *Cognitive Therapy for Personality Disorders,* 2nd edn. Hove: Routledge.

DiGiuseppe, R. (1991a) Comprehensive cognitive disputing in RET, in M. E. Bernard (ed.), *Using Rational–Emotive Therapy Effectively: A Practitioner's Guide.* New York: Plenum.

DiGiuseppe, R. (1991b) A rational–emotive model of assessment, in M. E. Bernard (ed.), *Using Rational–Emotive Therapy Effectively: A Practitioner's Guide.* New York: Plenum.

Dobson, K. (2012) *Cognitive Therapy.* Washington, DC: American Psychological Association

Dobson, D. and Dobson, K. S. (2018) *Evidence-Based Practice of Cognitive-Behavioral Therapy,* 2nd edn. New York: Guilford.

Dobson, K. S., Poole, J. C. and Beck, J. S. (2018) The fundamental cognitive model, in R. L. Leahy (ed.) *Science and Practice in Cognitive Therapy: Foundations, Mechanisms, and Applications.* New York: Guilford Press.

Dryden, W. (1995) *Brief Rational Emotive Behaviour Therapy.* Chichester: Wiley.

Dryden, W. and Neenan, M. (2015) *Rational Emotive Behaviour Therapy: 100 Key Points and Techniques,* 2nd edn. Hove: Routledge.

Edelman, S. (2006) *Change Your Thinking.* London: Vermilion.

Ellis, A. (2001) *Feeling Better, Getting Better, Staying Better.* Atascadero, CA: Impact Publishers.

Ellis, A. (2002) *Overcoming Resistance: A Rational Emotive Behavior Therapy Integrated Approach,* 2nd edn. New York: Springer.

Ellis, A., McInerney, J. F., DiGiuseppe, R. and Yeager, R. J. (1988) *Rational–Emotive Therapy with Alcoholics and Substance Abusers.* New York: Pergamon.

Espie, C. A. (2006) *Overcoming Insomnia and Sleep Problems.* London: Robinson.

Fairburn, C. G. (2008) *Cognitive Behavior Therapy and Eating Disorders.* New York: Guilford.

Feltham, C. and Dryden, W. (2006) *Brief Counselling: A Practical*

Integrative Approach, 2nd edn. Maidenhead: Open University Press.

Fennell, M. J. V. (1989) Depression, in K. Hawton, P. M. Salkovskis, J. Kirk and D. M. Clark (eds.), *Cognitive Behaviour Therapy for Psychiatric Problems: A Practical Guide*. Oxford: Oxford University Press.

Fennell, M. J. V. (1997) 'Low self-esteem: a cognitive perspective', *Behavioural and Cognitive Psychotherapy*, 25 (1): 1–25.

Fennell, M. (2016) *Overcoming Low Self-Esteem*, 2nd edn. London: Robinson.

Flew, A. (1975) *Thinking About Thinking*. London: Fontana.

Frankl, V. E. (1946/1985) *Man's Search for Meaning* (revised and updated). New York: Washington Square Press.

Free, M. L. (1999) *Cognitive Therapy in Groups*. Chichester: Wiley.

Freeman, A., Schrodt, G. R., Jr., Gilson, M. and Ludgate, J. W. (1993) Group cognitive therapy with inpatients, in J. H. Wright, M. E. Thase, A. T. Beck and J. W. Ludgate (eds.), *Cognitive Therapy with Inpatients*. New York: Guilford.

Fuggle, P., Dunsmuir, S. and Curry, V. (2013) *CBT with Children, Young People and Families*. London: Sage.

Furnham, A. (2012) 'Why a dose of confidence is key to showing humility', *Sunday Times*, 1 July.

Gilbert, P. (2009) Developing a compassion-focused approach in cognitive behavioural therapy, in G. Simos (ed.) *Cognitive Behaviour Therapy: A Guide for the Practising Clinician*, Vol. 2. Hove: Routledge.

Gilbert, P. (2013) *The Compassionate Mind*. London: Robinson.

Greenberger, D. and Padesky, C. A. (2016) *MIND OVER MOOD: Change How You Feel by Changing the Way You Think*, 2nd edn. New York: Guilford.

Grey, N., Deale, A., Byrne, S. and Liness, S. (2014) Making CBT supervision more effective, in A. Whittington and N. Grey (eds.) *How to Become a More Effective CBT Therapist*. Chichester: Wiley.

Grieger, R. and Boyd, J. (1980) *Rational–Emotive Therapy: A Skills-Based Approach*. New York: Van Nostrand Reinhold.

Hackmann, A., Bennett-Levy, J. and Holmes, E. A. (2011) *Oxford*

Guide to Imagery in Cognitive Therapy. Oxford: Oxford University Press.

Hanna, F. J. (2002) *Therapy with Difficult Clients*. Washington, DC: American Psychological Association.

Hauck, P. (1982) *How To Do What You Want To Do*. London: Sheldon.

Hayes, S. (2019) *A Liberated Mind: The Essential Guide to ACT*. London: Vermilion.

Hayes, S., Strosahl, K. and Wilson, K. (2011) *Acceptance and Commitment Therapy: The Process and Practice of Mindful Change*, 2nd edn. New York: Guilford.

Jahoda, A., Stenfert-Kroese, B. and Pert, C. (2017) *Cognitive Behaviour Therapy for People with Intellectual Disabilities: Thinking Creatively*. London: Palgrave Macmillan.

James, I. A. (2001) 'Schema therapy: The next generation, but should it carry a health warning?', *Behavioural and Cognitive Psychotherapy*, 29 (4): 401–407.

James, I. A. (2010) *Cognitive Behavioural Therapy with Older People*. London: Jessica Kingsley.

Johnson, S. (2018) *How Shostakovich Changed My Mind*. Honiton: Notting Hill Editions.

Kazantzis, N., Deane, F. P., Ronan, K. R. and L'Abate, L. (eds.) (2005) *Using Homework Assignments in Cognitive Behavior Therapy*. New York: Routledge.

Kennerley, H., Kirk, J. and Westbrook, D. (2017) *An Introduction to Cognitive Behaviour Therapy: Skills and Applications*, 3rd edn. London: Sage.

Kirk, J. (1989) Cognitive-behavioural assessment, in K. Hawton, P. M. Salkovskis, J. Kirk and D. M. Clark (eds.), *Cognitive Behaviour Therapy for Psychiatric Problems: A Practical Guide*. Oxford: Oxford University Press.

Kuehlwein, K. T. (2002) The cognitive treatment of depression, in G. Simos (ed.), *Cognitive Behaviour Therapy: A Guide for the Practising Clinician*. Hove: Brunner-Routledge.

Kuyken, W., Padesky, C. and Dudley, R. (2009) *Collaborative Case Conceptualization*. New York: Guilford.

Kwee, M. G. T. and Lazarus, A. A. (1986) Multimodal therapy: The cognitive-behavioural tradition and beyond, in W. Dryden and W. Golden (eds.), *Cognitive-Behavioural Approaches to Psychotherapy*. London: Harper & Row.

Laidlaw, K. (2015) *CBT for Older People: An Introduction.* London: Sage.

Langer, L. L. (1991) *Holocaust Testimonies: The Ruins of Memory.* New Haven, CT: Yale University Press.

Langer, L. L. (2014) Introduction, in C. Delbo, *Auschwitz and After,* 2nd edn. New Haven, CT: Yale University Press.

Layard, R. and Clark, D. M. (2014) *Thrive: The Power of Evidence-Based Psychological Therapies.* London: Allen Lane.

Lazarus, A. (1984) *In the Mind's Eye.* New York: Guilford.

Lazarus, A. and Fay, A. (1982) Resistance or rationalization? A cognitive-behavioral perspective, in P. Wachtel (ed.), *Resistance: Psychodynamic and Behavioral Approaches.* New York: Plenum.

Leahy, R. L. (2001) *Overcoming Resistance in Cognitive Therapy.* New York: Guilford.

Leahy, R. L. (2006) *The Worry Cure.* London: Piatkus.

Leahy, R. L. (2008) 'The therapeutic relationship in cognitive-behavioral therapy', *Behavioural and Cognitive Psychotherapy,* 36 (6): 769–777.

Leahy, R. L. (2010) *Beat the Blues Before They Beat You: How to Overcome Depression.* Carlsbad, CA: Hay House.

Leahy, R. L. (2017) *Cognitive Therapy Techniques: A Practitioner's Guide,* 2nd edn. New York: Guilford.

Leahy, R. L. (2019a) Introduction: emotional schemas and emotional schema therapy, *International Journal of Cognitive Therapy,* 12: 1–4.

Leahy, R. L. (2019b) *Emotional Schema Therapy: Distinctive Features.* Abingdon: Routledge.

Leahy, R. L., Holland, S. J. and McGinn, L. K. (2012) *Treatment Plans and Interventions for Depression and Anxiety Disorders,* 2nd edn. New York: Guilford.

Ledley, D. R., Marx, B. P., and Heimberg, R. G. (2010) *Making Cognitive-Behavioral Therapy Work,* 2nd edn. New York: Guilford.

Levi, P. (1947/1996) *Survival in Auschwitz.* New York: Touchstone.

Linehan, M. (1993) *Cognitive-Behavioral Treatment of Borderline Personality Disorder.* New York: Guilford.

Mansell, W. and Taylor, J. (2012) What is CBT and what isn't CBT, in W. Dryden and R. Branch (eds.), *The CBT Handbook.* London: Sage.

Marlatt, G. A. and Gordon, J. R. (eds.) (1985) *Relapse Prevention: Maintenance Strategies in the Treatment of Addictive Behaviors*. New York: Guilford.

Martell, C. R., Dimidjian, S. and Herman-Dunn, R. (2010) *Behavioral Activation for Depression*. New York: Guilford.

McKay, M. and Fanning, P. (1991) *Prisoners of Belief*. Oakland, CA.: New Harbinger.

McKay, M., Davis, M. and Fanning, P. (2011) *Thoughts and Feelings: Taking Control of Your Moods and Your Life*, 4th edn. Oakland, CA: New Harbinger.

McManus, F. and Shafran, R. (2014) Transdiagnostic approaches for anxiety disorders, in A. Whittington and N. Grey (eds.) *How to Become a More Effective CBT Therapist*. Chichester: Wiley.

Milne, D. L. and Reiser, R. P. (2017) *A Manual for Evidence-Based CBT Supervision*. Chichester: Wiley.

Mooney, K. A. and Padesky, C. A. (2000) 'Applying client creativity to recurrent problems: Constructing possibilities and tolerating doubt', *Journal of Cognitive Psychotherapy*, 14 (2): 149–161.

Moorey, S. (1990) Cognitive therapy, in W. Dryden (ed.), *Individual Therapy: A Handbook*. Milton Keynes: Open University Press.

Morrison, A. (ed.) (2001) *A Casebook of Cognitive Therapy for Psychosis*. Hove: Brunner-Routledge.

Naugle, A. E. and Follette, W. C. (1998) A functional analysis of trauma symptoms, in V. M. Follette, J. I. Ruzek and F. R. Abueg (eds.), *Cognitive-Behavioral Therapies for Trauma*. New York: Guilford.

Neenan, M. (2018a) *Cognitive Behavioural Coaching: Distinctive Features*. Abingdon: Routledge.

Neenan, M. (2018b) *Developing Resilience: A Cognitive-Behavioural Approach*, 2nd edn. Abingdon: Routledge.

Neenan, M. and Dryden, W. (2000) *Essential Cognitive Therapy*. London: Whurr.

Neenan, M. and Dryden, W. (2002) *Cognitive Behaviour Therapy: An A–Z of Persuasive Arguments*. London: Whurr.

Neenan, M. and Dryden, W. (2011) *Cognitive Therapy in a Nutshell*, 2nd edn. London: Sage.

Neenan, M. and Dryden, W. (2020) *Cognitive Behavioural*

Coaching: A Guide to Problem-Solving and Personal Development, 3rd edn. Abingdon: Routledge.

Newman, C. F. (1989) 'Where's the evidence? A clinical tip', *International Cognitive Therapy Newsletter*, 5 (1): 4, 8.

Newman, C. F. (2000) 'Hypotheticals in cognitive psychotherapy: Creative questions, novel answers, and therapeutic change', *Journal of Cognitive Psychotherapy*, 14 (2): 135–147.

Newman, C. F. (2013) *Core Competencies in Cognitive-Behavioral Therapy*. New York: Routledge.

Newman, C. F., Leahy, R. L., Beck, A. T., Reilly-Harrington, N. A. and Gyulai, L. (2002) *Bipolar Disorder: A Cognitive Therapy Approach*. Washington, DC: American Psychological Association.

Osborne-Crowley, L. (2019) *I Choose Elena*. London: Indigo Press.

Padesky, C. A. (1993a) Staff and patient education, in J. H. Wright, M. E. Thase, A. T. Beck and J. W. Ludgate (eds.), *Cognitive Therapy with Inpatients*. New York: Guilford.

Padesky, C. A. (1993b) 'Socratic questioning: Changing minds or guiding discovery?' *A keynote address delivered at the European Congress of Behavioural and Cognitive Therapies*, 24 September, London.

Padesky, C. A. (1994) 'Schema change processes in cognitive therapy', *Clinical Psychology and Psychotherapy*, 1 (5): 267–278.

Padesky, C. A. and Greenberger, D. (2020) *The Clinician's Guide to CBT Using MIND OVER MOOD*, 2nd edn. New York: Guilford.

Persons, J. B. (1989) *Cognitive Therapy in Practice: A Case Formulation Approach*. New York: Norton.

Persons, J. B., Burns, D. D. and Perloff, J. M. (1988) 'Predictors of dropout and outcome in cognitive therapy for depression in a private practice setting', *Cognitive Therapy and Research*, 12 (6): 557–575.

Pinker, S (2015) *The Sense of Style: The Thinking Person's Guide to Writing in the 21st Century*. London: Penguin.

Riddell, P. (2019) Coaching and neuroscience, in S. Palmer and A. Whybrow (eds.) *Handbook of Coaching Psychology: A Guide for Practitioners*, 2nd edn. Abingdon: Routledge.

Robertson, D. (2020) *The Philosophy of Cognitive-Behavioural*

Therapy (CBT): Stoic Philosophy as Rational and Cognitive Psychotherapy, 2nd edn. Abingdon: Routledge.

Safran, J. D. and Muran, J. C. (2000) *Negotiating the Therapeutic Alliance*. New York: Guilford.

Safran, J. D. and Segal, Z. V. (1990) *Interpersonal Process in Cognitive Therapy*. New York: Basic Books.

Salkovskis, P. M. (1991) 'The importance of behaviour in the maintenance of anxiety and panic: a cognitive account', *Behavioural Psychotherapy*, 19: 6–19.

Salkovskis, P. M. and Clark, D. M. (1991) 'Cognitive therapy for panic disorder', *Journal of Cognitive Psychotherapy*, 5 (3): 215–226.

Scott, M. J. (2009) *Simply Effective Cognitive Behaviour Therapy*. Hove: Routledge.

Segal, Z., Williams, M. and Teasdale, J. (2013) *Mindfulness-Based Cognitive Therapy for Depression*, 2nd edn. New York: Guilford.

Shafran, R., Brosan, L. and Cooper, P. (eds.) (2013) *The Complete CBT Guide for Anxiety*. London: Robinson.

Shafran, R., Egan, S. and Wade, T. (2018) *Overcoming Perfectionism*, 2nd edn. London: Robinson.

Shermer, M. (2020) *Giving The Devil His Due: Reflections of a Scientific Humanist*. Cambridge: Cambridge University Press.

Southwick, S. M. and Charney, D. S. (2018) *Resilience: The Science of Mastering Life's Greatest Challenges*, 2nd edn. New York: Cambridge University Press.

Stallard, P. (2019) *Think Good, Feel Good: A Cognitive Behavioural Therapy Workbook for Children and Young People*, 2nd edn. Chichester: Wiley.

Taylor, S. (2017) *Clinician's Guide to PTSD: A Cognitive-Behavioral Approach*, 2nd edn. New York: Guilford.

Tinch, C. S. and Friedberg, R. D. (1996) 'The schema identification worksheet: A guide for clients and clinicians', *International Cognitive Therapy Newsletter*, 10 (4): 1–4.

Tompkins, M. A. (2004) *Using Homework in Psychotherapy*. New York: Guilford.

Treadway, M. T. (2015) Neural mechanisms of maladaptive schemas and modes in personality disorders, in A. T. Beck, D. D. Davis and A. Freeman (eds.) *Cognitive Therapy of Personality Disorders*, 3rd edn. New York: Guilford.

Twohig, M., Woidneck, M. and Crosby, J. (2013) Newer

generations of CBT for anxiety disorders, in G. Simos and S. Hofmann (eds.) *CBT for Anxiety Disorders: A Practitioner Book*. Chichester: Wiley-Blackwell.

Walen, S. R., DiGiuseppe, R. and Dryden, W. (1992) *A Practitioner's Guide to Rational–Emotive Therapy*, 2nd edn. New York: Oxford University Press.

Warburton, N. (2007) *Thinking from A to Z*, 3rd edn. London: Routledge.

Weishaar, M. E. (1993) *Aaron T. Beck*. London: Sage.

Weishaar, M. E. (1996) Developments in cognitive therapy, in W. Dryden (ed.), *Developments in Psychotherapy: Historical Perspectives*. London: Sage.

Weishaar, M. E. and Beck, A. T. (1986) Cognitive therapy, in W. Dryden and W. Golden (eds.), *Cognitive-Behavioural Approaches to Psychotherapy*. London: Harper & Row.

Wells, A. (1997) *Cognitive Therapy of Anxiety Disorders*. Chichester: Wiley.

Westbrook, D. (2014) The central pillars of CBT, in A. Whittington and N. Grey (eds.) *How to Become a More Effective CBT Therapist*. Chichester: Wiley.

White, C. A. (2001) *Cognitive Behaviour Therapy for Chronic Medical Problems*. Chichester: Wiley.

Wild, J. (2020) *Be Extraordinary: 7 Key Skills to Transform Your Life from Ordinary to Extraordinary*. London: Robinson.

Wills, F. (2012) Assessment and formulation in CBT, in W. Dryden and R. Branch (eds.), *The CBT Handbook*. London: Sage.

Wills, F. and Sanders, D. (1997) *Cognitive Therapy: Transforming the Image*. London: Sage.

Willson, R. and Veale, D. (2009) *Overcoming Health Anxiety*. London: Robinson.

Young, J., Klosko, J. and Weishaar, M. (2003) *Schema Therapy: A Practitioner's Guide*. New York: Guilford.

专业名词英中文对照表

A

acceptance and commitment therapy
接纳与承诺治疗

adverse life events　　不良生活事件

autonomy　　　　独立自主型（人格）

B

behavioural activation(BA) 行为激活

C

case conceptulization　个案概念化

cognitive apparatus　　认知机制

cognitive behaviour therapy, CBT
认知行为治疗

cognitive distortions　认知扭曲

cognitive vulnerability　认知易感性

compassion-focused therapy(CFT)
同情心中心治疗

content-specificity hypothesis
特定内容假设

coping imagery　　意象控制法

core beliefs　　　　核心信念

curse of knowledge　知识诅咒

D

daily thought record(DTR)
日常想法记录

decatastrophizing　去灾难化

dialectical behavior therapy
辩证行为疗法

diathesis-stress model
压力特质理论

E

emotional disorders　情绪障碍

emotional disturbance 情绪困扰

emotional scheme model(ESM)
情绪图式模式

G

guided discovery　引导发现法

H

hot thoughts　　热思维

I

intermediate beliefs　　中间信念

M

maladaptive assumptions/rules
　　　　　　非适应性假设 / 原则
maladaptive thoughts　非适应性想法
mindfulness-based cognitive therapy
　　　　　　正念认知治疗

N

National Institute for Health and Care
Excellence
　　　（英国）国家健康研究与卓越服务中心
negative automatic thoughts (NATs)
　　　　　　自动化消极思维
negative core beliefs　消极核心信念

O

Ockham's razor　　　奥卡姆剃刀定律

P

positive automatic thoughts (PATs)
　　　　　　自动化积极思维
positive core beliefs　积极核心信念

R

reattribution　　　　重新归因
relapse prevention，RP
　　　　　　预防复发

S

schema　　　　　　图式
set-up technique　　升级技术
sociotropy　　　　　社会依赖型（人格）

U

underlying assumptions/rules
　　　　　　潜在假设 / 原则

POSTSCRIPT

认知行为治疗是由 Aaron T. Beck 在 20 世纪 60 年代发展出的一种有结构、短程、认知取向的心理治疗方法。认知行为治疗因为具有简洁、实用的特点，被越来越多的心理学爱好者熟知，深受心理咨询与治疗从业者的喜爱。近年来，人们将认知行为治疗与人工智能技术相结合，开发出了带有心理咨询性质的聊天机器人。经过 60 多年的发展，认知行为治疗在实践领域越发展现出蓬勃的活力。

英国国家健康研究与卓越服务中心将认知行为治疗推荐为存在心理困扰的人群的首选治疗方案。认知行为疗法也是适合大多数心理咨询从业人员的治疗方法。这本书适合于想要成为心理咨询师的初学者、已经获得资质的心理咨询师或治疗师，以及其他对这一技术感兴趣的人。

本书详细阐述了认知行为治疗的 100 个关键点与技巧，涵盖了认知行为治疗理论和实践的全部内容，并且还分析了对这种方法的常见误解。这本书作为一本比较权威且系统的认知行为治疗技术手册。新版与老版的区别主要在于调整了第 98 个关键点，增加了咨询督导的内容，强调了心理咨询师在接受认知行为治疗训练的过程中接受督导的重要性——即便是已经获得资质认可的治疗师，在咨询实践中仍然有接受督导的必要，督导是提升咨询与治疗效果的重要保障。另外，新版还更新了参考文献和增加了大量咨询实例，从而使得对关键知识点的解释更清晰和更具说服力。

参与原书第三版翻译修订工作的成员有中央财经大学社会与心理学院教师孙铃，研究生董秋雅、赵伟、张梦媛，本科生王一一、顾玉莲。具体分工如下：孙铃翻译、修订了前言和第一部分，董秋雅翻译、修订了第二部分、附录及索引，赵伟、王一一、顾玉莲、张梦媛合作完成了第三部分的翻译和修订。孙铃对全书译稿进行了统校。这次修订也让我们有机会对原书第二版译稿中 语言不够流畅的部分做了改进。请各位专家和读者多提宝贵意见。同时也非常感谢赵玉欣编辑、王越编辑及其他出版社的工作人员为本书出版所付出的努力！

孙铃

2022 年 10 月